最新医学が教える

最強のアンチエイジング

THE METHOD SUPREME
FOR ANTI-AGING & MEDICAL EVIDENCE

同志社大学生命医科学部
アンチエイジングリサーチセンター教授
米井嘉一
YONEI YOSHIKAZU

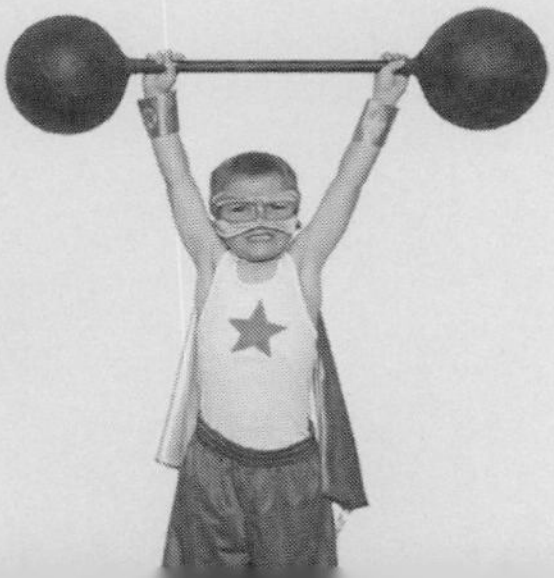

日本実業出版社

プロローグ

見た目も中身も「マイナス10歳の体」へ

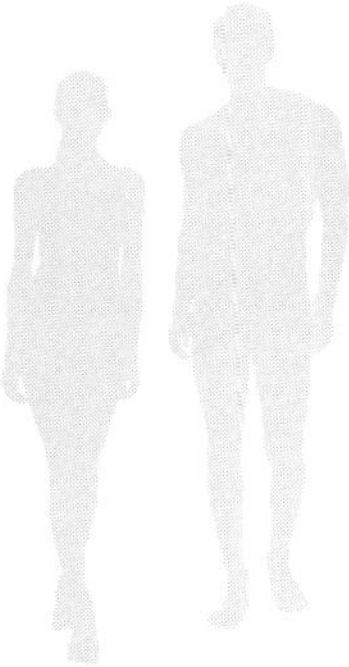

1 老化は病気にすぎない。治療も予防もできる！

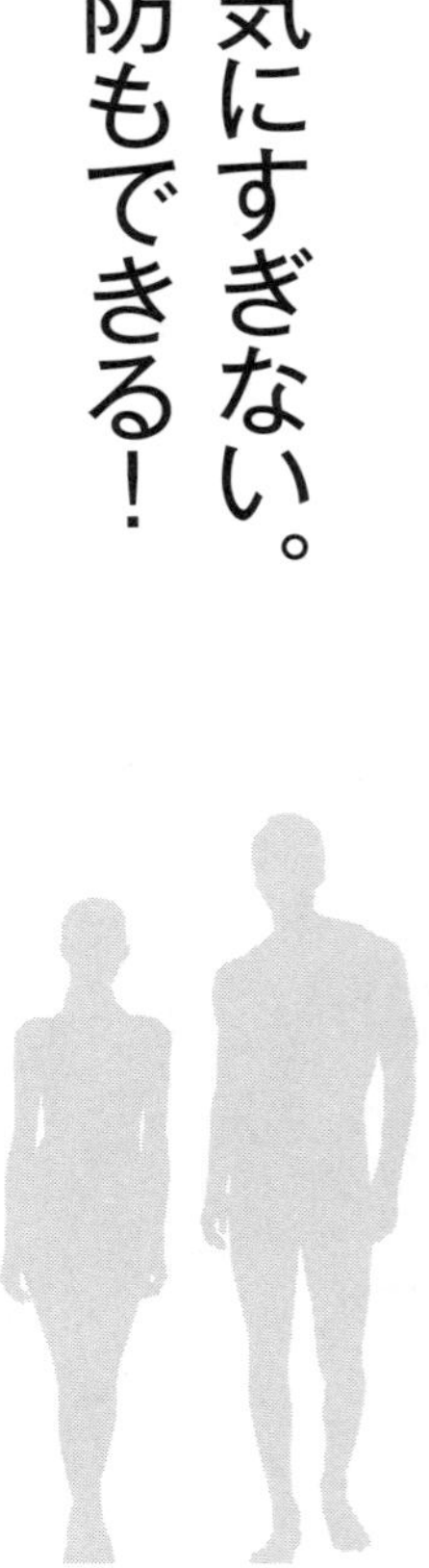

●病気が理由で「ストン」と老けてしまうのが問題

最初にとても大事なことを申し上げておきます。それは、

- **老化は一種の病気にすぎない**
- **だから、治療も予防もできる**
- **当然、「老けてしまった」と諦めなくてもいい**

という点です。

誰にとっても1年、1年は同じですが、90歳になっても元気な人がいる一方、40代で早くも健康を損ねる人もいます。ですから、「老化しない方法がある」なんて、怪しげなことはいいません。人も生命体である以上、老化は避けられないからです。

◉「病的老化」なら「若返り」できる！

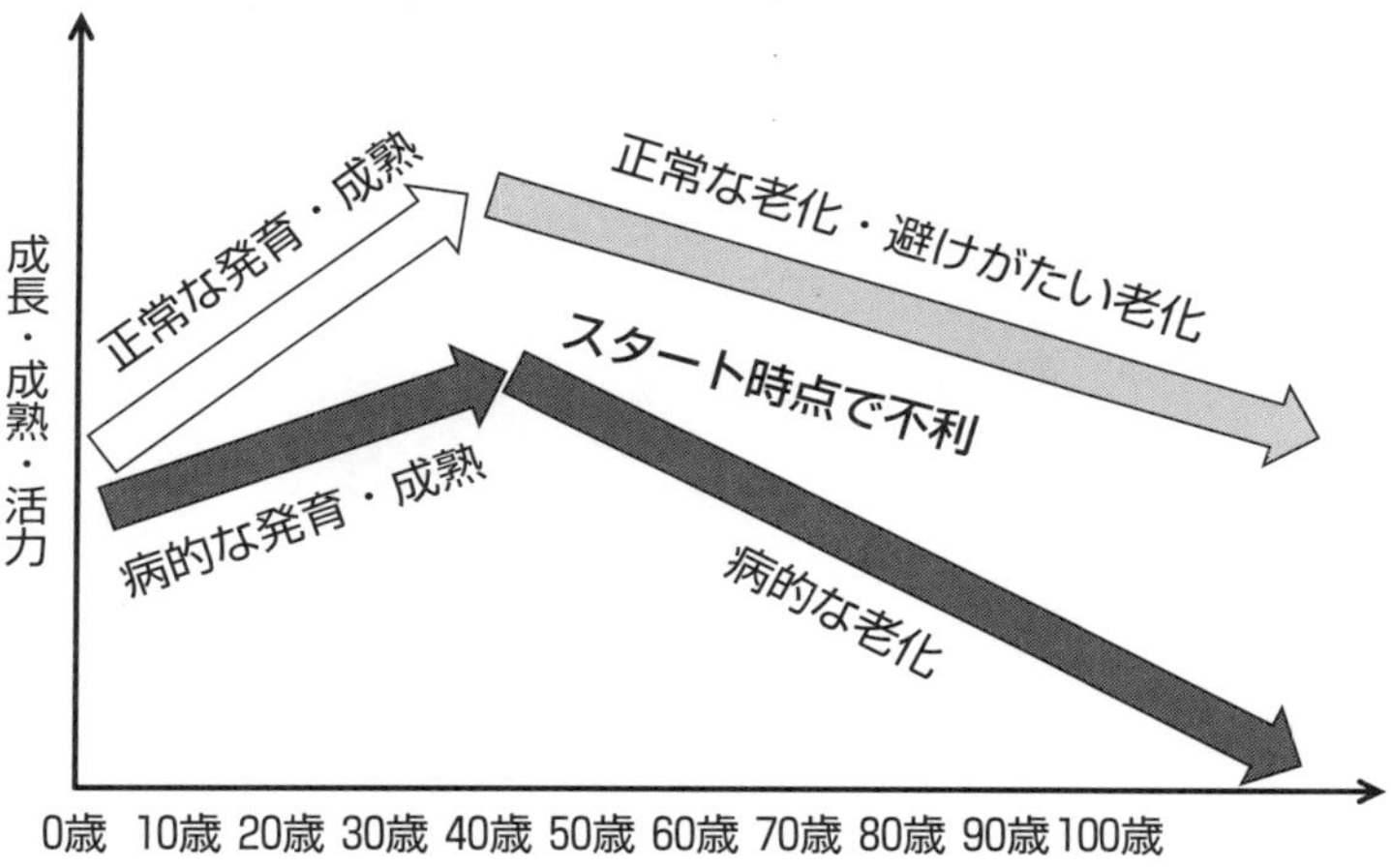

けれども、人によって「正常な老化」と「病的な部分が加わった老化（老化状態が増す形）」に分かれていきます。

「正常な老化」は1年、1年積み重ねられていく体の加齢現象です。

ところが、そこに食べ過ぎ、飲み過ぎ、タバコ、運動不足などでメタボや高血圧などの病的な要因が加わってくると、「顕著な老化現象」が表われてきます。

そうなったら、もう若さを取り戻せない、終わり……。いえ、そうではありません。なぜなら、その部分は病気ですから、後からでも治せるからです。

ですから「正常な老化」ではなく、**病気が原因でストンと落ちてしまった部分（老けた部分）であれば、元の状態に戻すことは可能**です。

そのためには何をするか？

かんたんです。「体によい生活」を続けていくことです。そうすれば、元気な人のレベルに追いついていくことができます。

諦めず、希望と自信を持って、「若さ」を取り戻しましょう！

なぜ、あの人は若く見えるのか？

ところで、同じ年齢なのに「若く見える人」「老けて見える人」がいるのはなぜでしょうか。老化のしかたは人によって違います。人それぞれです。体はさまざまな「部品」でできていますから、骨から老化する人もいれば、筋肉から老化する人、あるいは神経系から老化する人もいます。それは遺伝の部分もありますが、最も大きいのは、生活習慣に影響を受けることです。

そして、

①筋肉から老化するのか
②血管から老化するのか
③神経から老化するのか
④ホルモン系から老化するのか
⑤骨から老化するのか

どこから老化していくのか、それは人によって違います。一人ひとりの要因が違うからです。

◉あなたの体はどこが「老化」している？

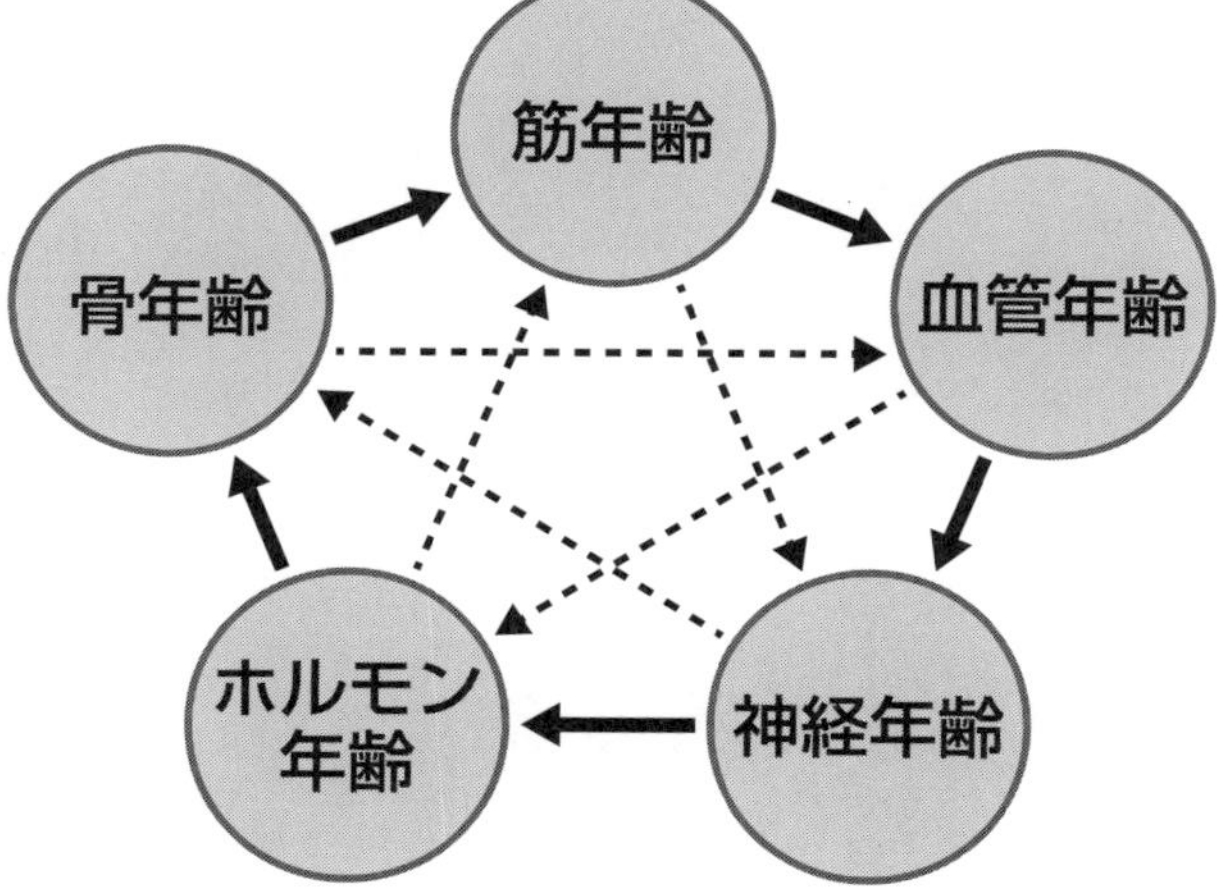

まず、自分自身のどこがとくに老化しているのか、それを知ること。

そのために、次の第1章であなたの実年齢とは別に、現在の「筋年齢」「血管年齢」など、上図の5つの機能年齢（老化度）を計測することにします。

そして、アンチエイジング（若返り）のために、あなたの場合であれば、どこから手を付けていくと、一番効果的か（すべてに対応するのは非効率です）、それをアドバイスします。

●老化の5つの「危険因子」

さて、あなたの老化部位が筋肉なのか、血管なのかとは別に、老化を促進する「老化の危険因子」についても知っておき、対策を打つ必要があります。危険因子としては、以下の5つが主要なものとしてあります（次ページ図）。

①免疫ストレス
②酸化ストレス
③心身ストレス
④生活習慣
⑤糖化ストレス

たとえば、老化の原因の1つが体の**酸化ストレス**。一言でいうと、酸化ストレスとは、太陽からの紫外線や有害物質などによって**「体がサビる」**ことです。

酸化する、つまり体をサビさせる原因（危険因子）が紫外線なのか、タバコなのか、太りすぎなのか、食べすぎか、あるいは心身のストレスが強いためか……。

その原因を1つひとつ考え、治すための努力をしていけば体のバランスもよくなるでしょう。

しかし、それをかえりみず、好き勝手な生活をしていると、老化は進む一方です。

たとえばお酒を過度に飲み続ければ、お酒自体の害もありますが、かたよった食生活や運動不足、不規則な睡眠などの悪い生活習慣の影響が体におよびます。

すると、骨もボロボロになり、脳神経などの老化も起こります。体のいろいろな部分の老化は一気に進んでいきます。

◉あなたを老化させる「危険因子」はどれ？

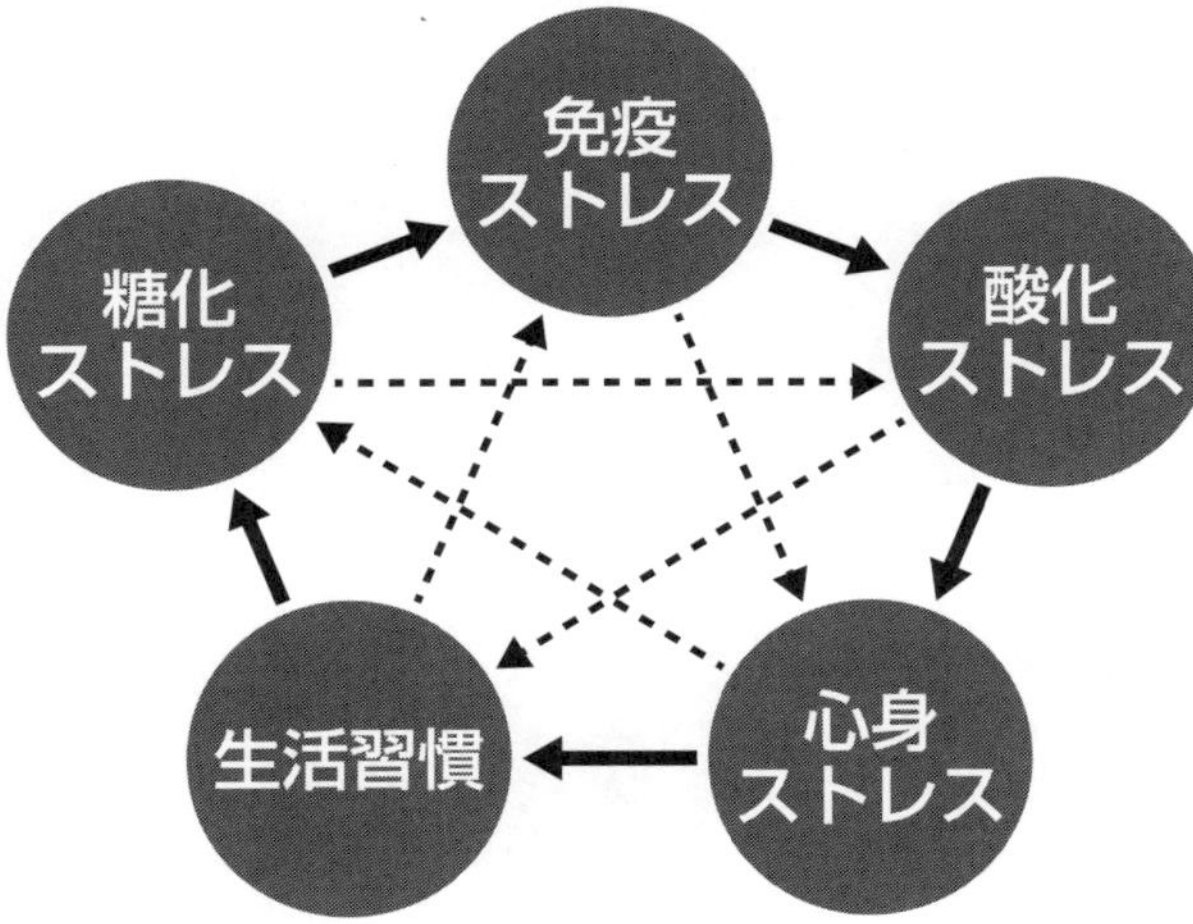

ですから、まずは老化を促進する原因を知ることが大事なのです。

●体がコゲてしまう「糖化ストレス」

今、酸化ストレス以上に怖いのが**糖化ストレス**です。

糖化とは、過剰な糖分の摂りすぎにより、体内がコゲること。つまり、**「糖化ストレスによって体がコゲる」**のです。

砂糖、タマゴ、小麦粉（薄力粉）、牛乳などを混ぜて焼くと、こんがりときつね色に焼けたホットケーキができあがります。「体がコゲる」とは、このように糖分が体の中でこんがり焼けた状態のことです。

じつは、**「糖化＝コゲる」**という表現は、私がいい始めた言葉で、糖化の怖さをうまくイメージできるためか、この表現はずいぶん広まり、定着しています。

●弱点を補えれば「若さ」を取り戻せる

この「糖化ストレス」の怖さとはなんでしょうか。

たとえば、先ほどの「酸化ストレス」が怖いことは、人類（動物）は何億年も前から経験上知っていたことで、体の中では酸化に対するシステム（抗酸化システム）が発達しています。一例をあげると、卵巣は酸化への対応力があるとされています。

ところが、「糖化ストレス」がいわれ出したのは、わずか50〜70年前のことにすぎません。なぜなら、人類がこれほど豊富に「糖分」を摂れるようになったのは、人類史上初めてのことだからです。

だから、糖化に対する防御機構（抗糖化）も、まだまだ解明できていませんし、卵巣も、糖化ストレスには弱いとされています。

「糖化」が進むと老化が進み、糖尿病、高血圧、がんなどの成人病の原因ともなるのです。なかでも、**糖尿病は万病のもと**といわれています。

糖尿病は、運動不足や食べすぎ（糖分の摂りすぎ＝糖化）が原因とされ、それによって動脈硬

◉体の中が「焦げる」のが糖化ストレス

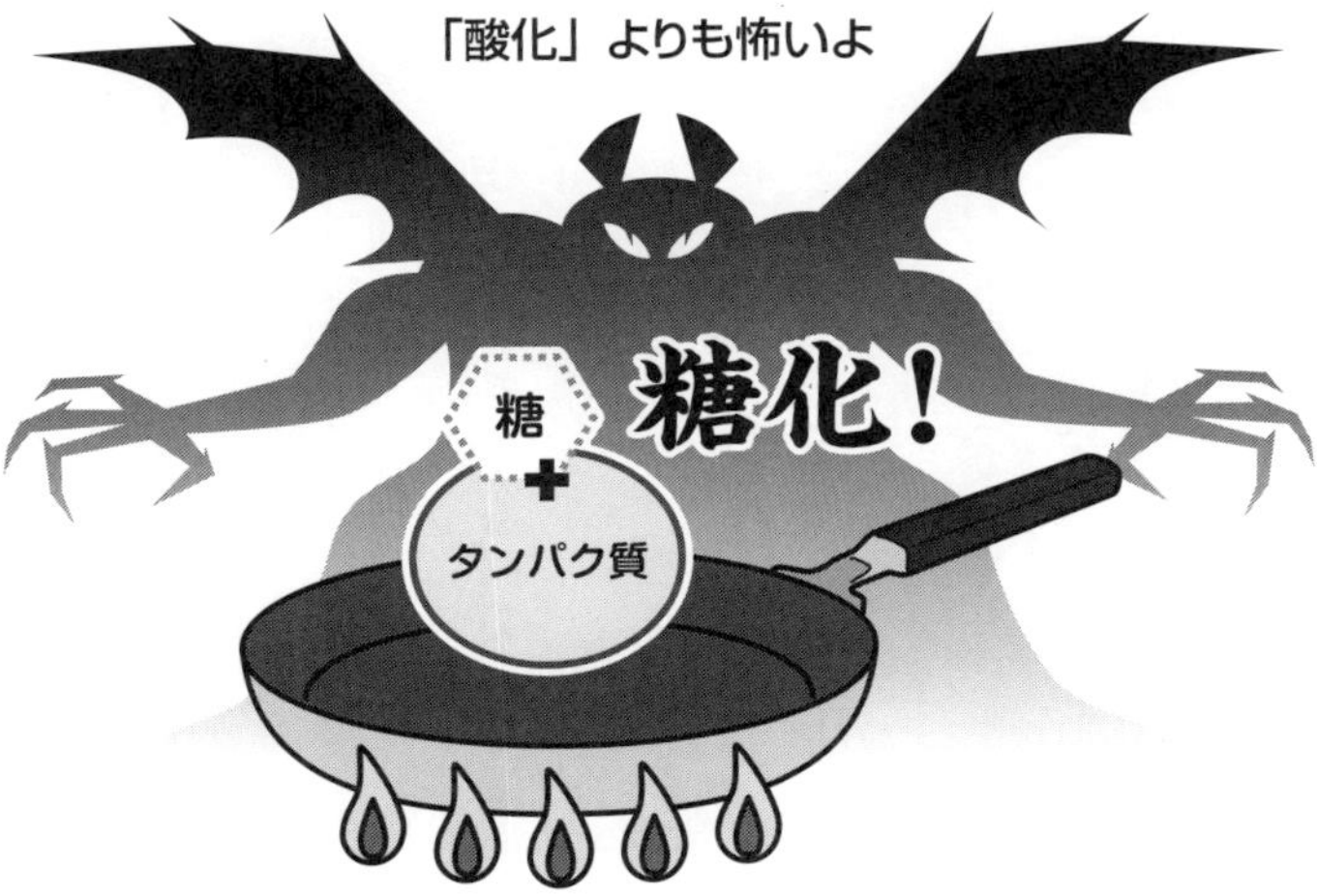

化が進んだり、白内障にもなるし、腎機能も落ちる、といったやっかいな問題が次々に起きてきます。

このように、自分の老化度を知り（5つの機能年齢）、それがどのような原因で起きているのか（5つの危険因子）を知ること。**その弱点を是正できている人が若さを保っていて、是正できない人はどんどん老化が進んでいくのです。**

あなたはどちらの道を進みますか？

2 エビデンスにもとづいた「若返り」を狙う

●マッチョな人が筋トレばかりすると老化が進む？

テレビや雑誌を見ていると、「私はこうして健康になった」「○○ダイエットで体重を30kg減量できた」「○○を飲んだら血圧が下がった」といった情報があふれています。

では、そうしたテレビや雑誌の情報は、本当に役に立つのでしょうか？

結論からいえば、「役に立つ人もいれば、役に立たない人もいる」が答えです。

なんだかキツネにつままれたように感じるかもしれませんね。「その本のとおりにやったら、ピタリと是正されて治ったのだから、その本は正しいといってよいのでは？」と思うでしょうけれど、そうではありません。

その方法で治ったのは、**たまたま見聞きした情報に自分の状況が運よく当てはまった**という、単にそれだけのことです。だから、そうでない多くの人は治らなかったわけです。

たとえば、筋肉量の少ない人が筋トレで健康状態が改善された例はあると思います。

しかし多くの場合、筋トレを提案する雑誌の読者というのは、どのような人でしょうか。

おそらく、すでに筋肉がいっぱいついた、**「あなたにはもうそれ以上、筋肉は必要ない」**という人が多いはずです。筋肉量が不足している、運動しなくてはいけない人は、そもそも〝筋肉モリモリな雑誌〟は読まないでしょう。


問題は何かというと、**私たちは自分の好きなことばかりをする**ということです。


筋肉がすでに十分ある人が、さらに筋トレを積むとどうなるかというと、筋肉が肥大になります。マッチョ（スペイン語のmacho「オスの」が語源）になります。

では、マッチョ部分の血管はどうなっているのか。

健康な血管かというと、表現は悪いですが、まともな状態ではありません。残念ながら、動脈硬化が進んでいる可能性が高いといえます。

なぜ動脈硬化になっているかというと、マッチョになるための筋トレの場面では、怒責《どせき》といってものすごく踏ん張ります。トイレで踏ん張るのと同じです。

息を止めてウーッと50kg、100kgクラスの重いバーベルを持ち上げる怒責の段階で血圧が大

きく上がり、それに負けないための血管ができてくるため、動脈硬化のリスクが生じます。すると、心臓に大きな負担がかかるようになります。

高校の物理学で、「電圧＝電流×抵抗」と習いました。オームの法則というものですが、これを人体に当てはめると、「血圧＝血流×血管抵抗」です。そのままです。

つまり、動脈硬化が進んでくると、血管抵抗が強くなります。その結果、血圧が上がります。血圧が上がれば心臓の負担が上がる、というわけです。

●「個人の健康体験」ではなく医学的エビデンスが大事

つまり、一見、体によさそうなことであっても、自分に必要なことかどうかもありますし、やりすぎて体のバランスを乱すことは、体にとっての負担が大きく、よくないわけです。

ですから、**自分の好きなことばかりをやっていてはダメ**なのです。

客観的に自分の体を知るには、ドクターや医療従事者、あるいはそれ以外の第三者など、人の手を借りて自分の足りないものを見つけ（自分で発見してもいい）、何をやるべきなのかを知り、それを実行すること――それが若さを保つうえでは重要です。

そのために必要になるのが**健康セルフチェック**です。まずセルフチェックで自分の健康状態を知る。それによって、間違った対応をするリスクを減らせます。

ストレスが強い人は、まず、ストレスの原因を探り、そこを治さないと何もはじまりません。ストレス対策がまず一番です。それをやらずに気分転換をするといっても、おおもとのストレスが消えることはありません。

意外かもしれませんが、「自分の好きなこと」もストレス要因になります。

たとえば育児ノイローゼです。

これは「育児の嫌いな人がなるもの」と誤解している人がいますが、そうではありません。たいていの場合、育児が好きで好きで大好きで、そのため、すべてを自分で抱え込もうとします。すると、あるとき、夜中の授乳に急に耐えられなくなって、最後は、「もう、や〜めた」と全部放り投げてしまうことになります。

育児ストレスの場合には、本人の休養、睡眠が一番必要なのかもしれません。

このように、自分にはなにが必要なのか、それを見極めることが一番大事です。

「健康本」や「健康雑誌」では、「○○だけで痩せられる！」「1日1分で血圧（あるいは体重）が○○も下がる」とあおっていますが、**すべての人に合うような健康処方箋は、一人ひとりの原因が違うので存在しない**わけです。

だからこそ、この項の冒頭で、「役に立つ人もいれば、役に立たない人もいる」「役に立った人はたまたま当たったにすぎない」とお答えしたのです。

最大の弱点にターゲットを絞る

本書で、これから私が紹介していくことを述べておきましょう。

まず、1点目。**「老化の原因は人によって違うから、それを見つけて治していくことが大事」**ということ。あなたの老化の原因を探り当てること。それが最初のステップです。

そして、2点目は次のとおりです。**「エビデンスにもとづいて、自分の弱点を見つけてそれを治す」**こと。そのために、あなたに内在する危険因子を探ります。

しかし、ここが重要です。因子が1つならいいのですが、ストレス対策とか、糖化・酸化対策、腸内細菌の対策と、あれもこれもと出てくると、すべて対応できるわけがありません。育児ノイローゼのように「もう、全部や〜めた」となります。

人間は、1つ、あるいは2つに絞って対応しないと効果が上がりません。

そこで3つ目となります。**「まず、自分の最大の弱点を治す」**ということ。これこそ、あなたの老化を防ぐ一番効率的な方法であるはずです。

3 たった1つの弱点が あなたの「若さ」を奪う！

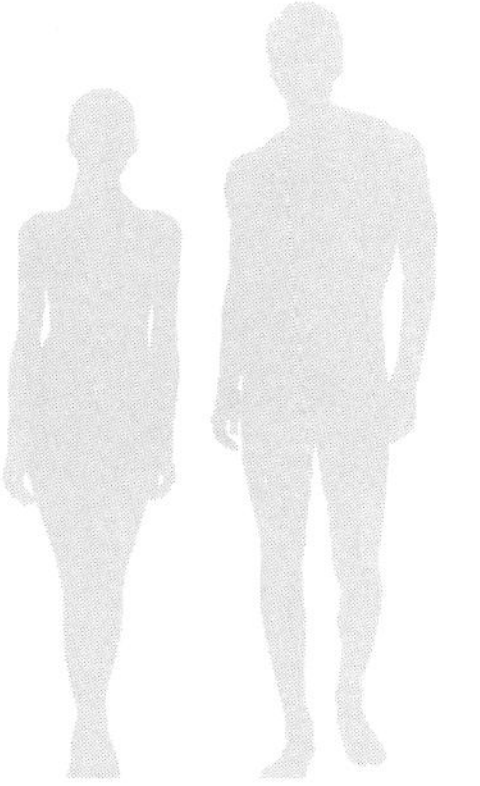

●アンチエイジングの目的は「健康長寿」

アンチエイジングの目的は**健康長寿**です。

日本人の平均寿命は、女性が87歳、男性が81歳。「健康寿命」を考えると、女性はマイナス13歳で73〜74歳くらいです。男性はマイナス10歳で、70〜71歳です。

つまり「不健康な状態になるまでが健康寿命」といえます。

認知症（後述しますが、医療現場では認知症を「コグニ」と呼ぶようになっています）ではないし、がんもない、体に麻痺もない。大きな病気もなく、自立した生活をしていることと、それが健康寿命です。麻痺を起こしてしまったら、その時点で健康寿命はおしまいという考え方です。

◉平均寿命と健康寿命を近づける……それがアンチエイジングの狙い！

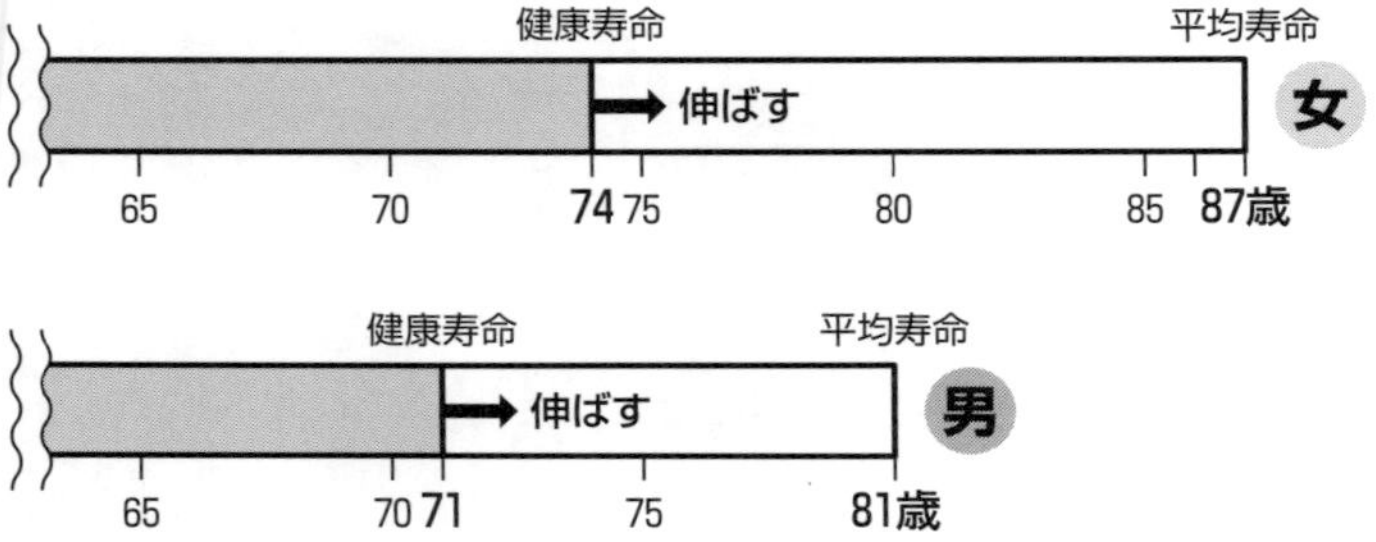

健康長寿 ＝ アンチエイジング

健康寿命を長持ちさせることが大事！

ですから、私は、**「健康寿命を長持ちさせることが大事だ」**と思っています。健康寿命の延伸、つまり「健康長寿」になることこそ、アンチエイジングの目的なのです。

しかし、高血圧や高脂血症などで病院通いをしている人はたくさんいます。

さすがにこういった病院通いの人まで不健康な状態に含めてしまうと、健康寿命はぐっと下がってしまいます。

そこで、健康寿命をコグニ（認知症）やがんがなく、寝たきりでもない、自立した生活が送れているという状態で見ると、女性が平均寿命との差が13歳くらい、男性が9歳くらいになります。

「平均寿命と健康寿命との差をなくしていきたい」というのが私の願いです。その実現には、日本人全員がアンチエイジング健診を受け、バランスのいい生活を送ることで、この差をゼロに近づけられるのではないか、と考えています。

なお、かつて認知症は「ボケ」と呼ばれていました。しかし、その後は「認知症」と呼ばれるようになり、最近では「コグニ」と呼ばれる機会が増えてきました。

コグニはCognitive（コグニティブ）の略称です。神経機能の老化で認知機能（コグニティブファンクション）に障害が起こることが原因なので、そう呼ぶようになりました。

今後、「コグニ」という言葉を見かけることが多くなると思いますので、本書でも、以下、認知症のことを「コグニ」と表記するようにします。

●百歳まで生きた人は「老化のバランス」がいい

アメリカのジョージア州、ニューイングランド州では、5万～6万人という大規模なスケールで、百歳超の人たちの「百長寿者」の観察・研究が行なわれています。

日本でも慶應大学の広瀬信義教授のグループが、３０００～５０００人規模で行なっており、その研究成果もあります。

実際、糖尿病に罹る人は、一般の70～80歳台では20％もいるのに、百寿者では6％と、圧倒的

◉百寿者の特徴は「糖尿病が少ない」こと！

百寿者の病歴（%）

	総計	男性	女性
疾患	302例	65例	237例
高血圧	61.6	60.0	62.0
骨折	46.4	24.6	52.3
白内障	46.4	40.0	48.1
心疾患	28.8	26.2	29.5
呼吸器疾患	20.9	24.6	19.0
脳血管障害	15.9	23.1	13.9
悪性腫瘍	9.9	18.5	7.6
糖尿病	6.0	4.6	6.3

＊一般の 70 代、80 代の糖尿病罹患率：約 20%
出典：高山美智代ら。J Gerontol A Biol Sci Med Sci 2007

に少なくなっています。

これらのデータから特筆すべきことは、**「百寿者の人たちは老化のバランスがいい」**という点です。どこか極端に衰えているところがなく、大きな危険因子もなく、**「いい老化」**をしているのです。

●老化のバランスが悪いと負の連鎖が！

逆に、老化のバランスが悪いとどうなるのでしょうか。

それは、**たった1つや2つの危険因子が体全体の足を引っ張り、老化を促進し、命を縮める結果を招く**のです。

たとえば動脈硬化があるとします。動脈は酸素や栄養分を体の中のいろいろな組織、臓器に供給する働きをしています。

ですから、動脈が硬化すると、脳への酸素、栄養

◉健康長寿へ進むか、脱落の道を歩むか？

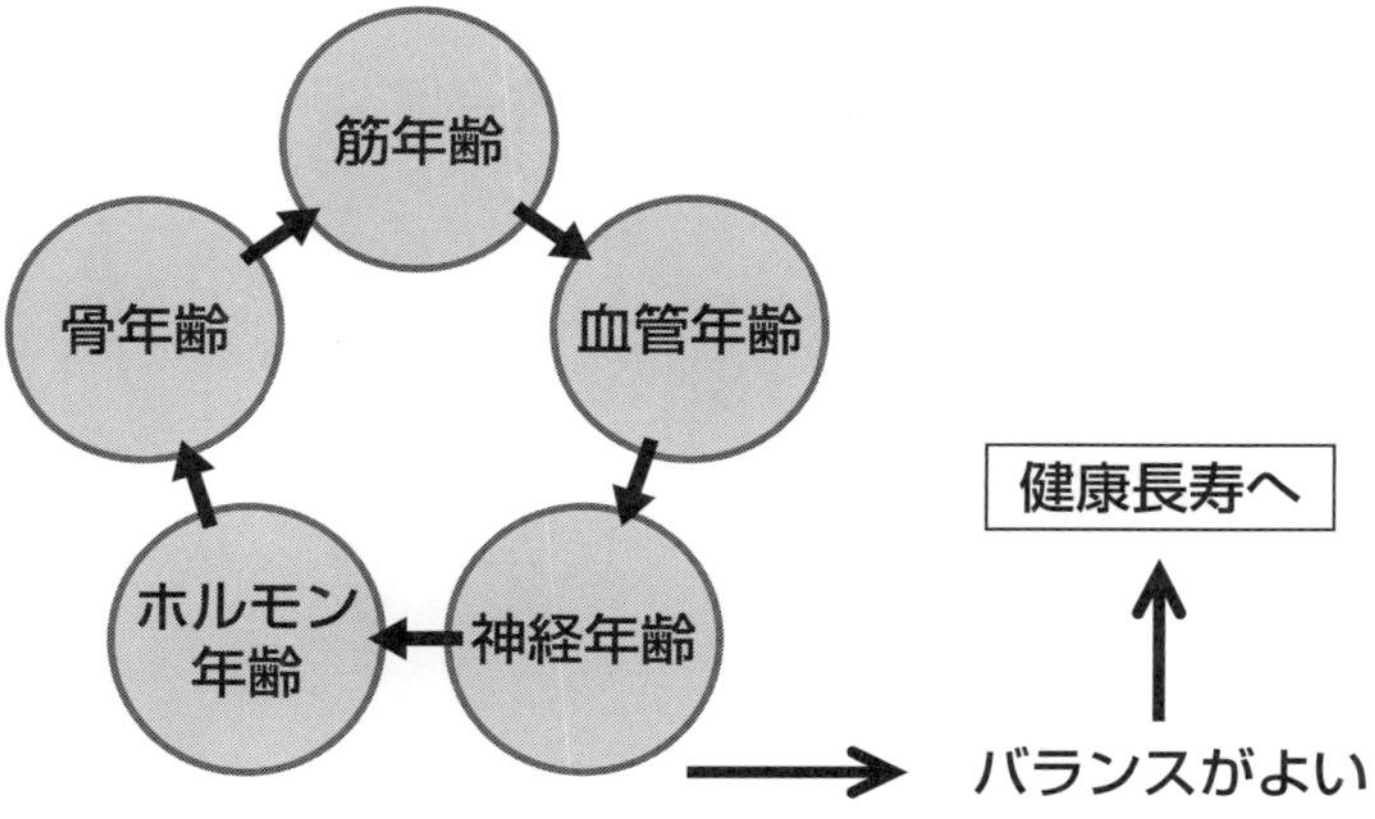

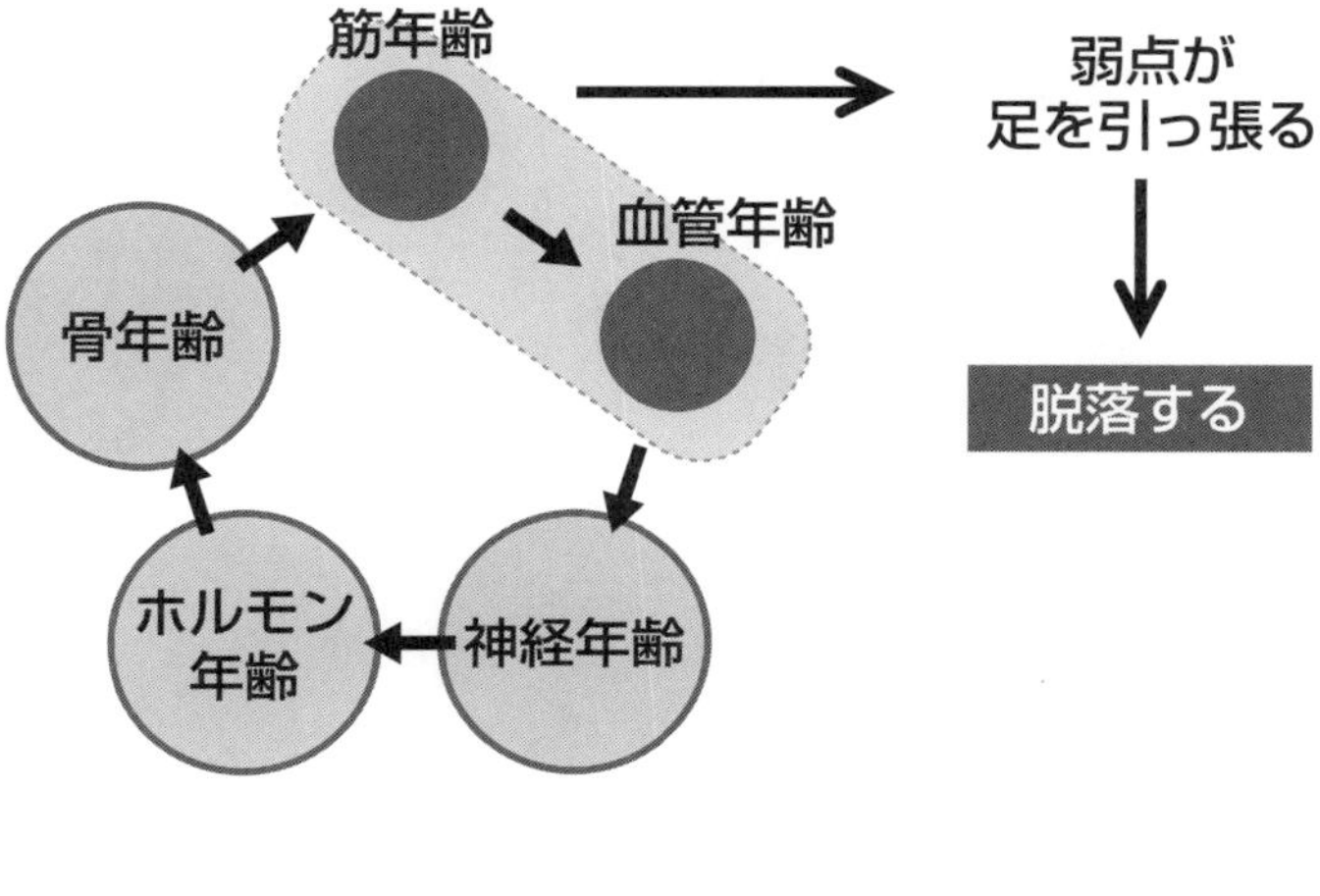

が滞ってしまい、脳神経細胞が減る率も早くなります。
当然、コグニ（認知症）も早く進んでしまうので、早めに動脈硬化を治さないといけません。放っておけば、10年後には悪くなってしまうかもしれないからです。

また、頭はしっかりしているけれど足腰が弱く、骨も弱いとどうでしょうか。
そうなると、ちょっとしたきっかけで転んでしまい、手を地に着けただけで手の骨が折れてしまったりします。極端な例では、タクシーから降りようとして足の大腿骨を折ってしまうケースもあります。

さらに困るのは、いったん寝たきりになってしまうと、刺激がないためにコグニになりやすいことです。こうなると、骨折が治っても、今までどおりの生活ができません。今まで丈夫だった心臓や肺も、運動できないことで弱ってしまうこともあります。

特別に血管が硬化したり、骨が弱かったりすると、何かのきっかけでより悪化し、他の部分まで悪くしてしまいます。やはり、**体全体のバランスがいいのが一番よい状態**です。

そこで日本人全員がセルフチェックをして、バランスを整えるような生活指導をすれば、平均寿命と健康寿命の差が、だんだんゼロに近づくようになるでしょう。

もしかすると、そのことで平均寿命まで上がるかもしれません。ただ、平均寿命は付随的な効果にすぎず、やはり**目標は健康寿命の延伸**なのです。

第2章

「老化スイッチ」をオフ、「若返りスイッチ」をオンに！

第3章

アンチエイジングの最大の敵「糖化ストレス」とどう向き合うか

第4章 食べ方を変えれば老化を止めることができる

第5章 腸内環境を整えることは肥満とストレスの対策につながる

第6章 健康診断では見つからない危険なシグナル

第8章 老化の危険因子に打ち勝つエクササイズ

カバーデザイン　こまゐ図考室（駒井和彬）／イラスト　朝野ペコ／本文デザイン・DTP　一企画

第 1 章

自分の老化度を測定しよう！
米井式アンチエイジング・チェック

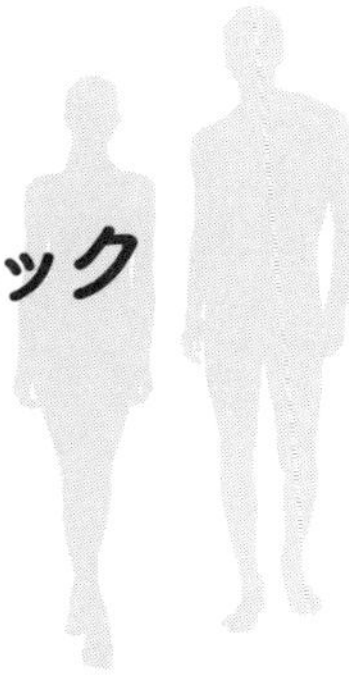

1 「セルフチェック」でアンチエイジング度を測ろう

●全身の年齢チェックをしよう！

多くの人は健康診断や人間ドックで健康状態を定期的に調べていると思いますが、そこでは「骨年齢」などを調べることはほとんどありません。

しかし、「今の若さを維持したい」「もうこれ以上、老けたくない」と願うのならば、それに必要な検査をし、自分の今の状態を知ることがスタートになります。

具体的には、「筋肉、血管、神経、ホルモン、骨」の5つの機能年齢を算出し、さらに危険因子としての「免疫ストレス、酸化ストレス、心身ストレス、生活習慣のレベル、糖化ストレス」の5つを測定すると、〝老化度〟がつかめます。

人の健康状況は千差万別、十人十色。ですから、それぞれの老化レベル、危険レベルを客観的

◉5つの機能年齢と5つの危険因子で老化度がつかめる

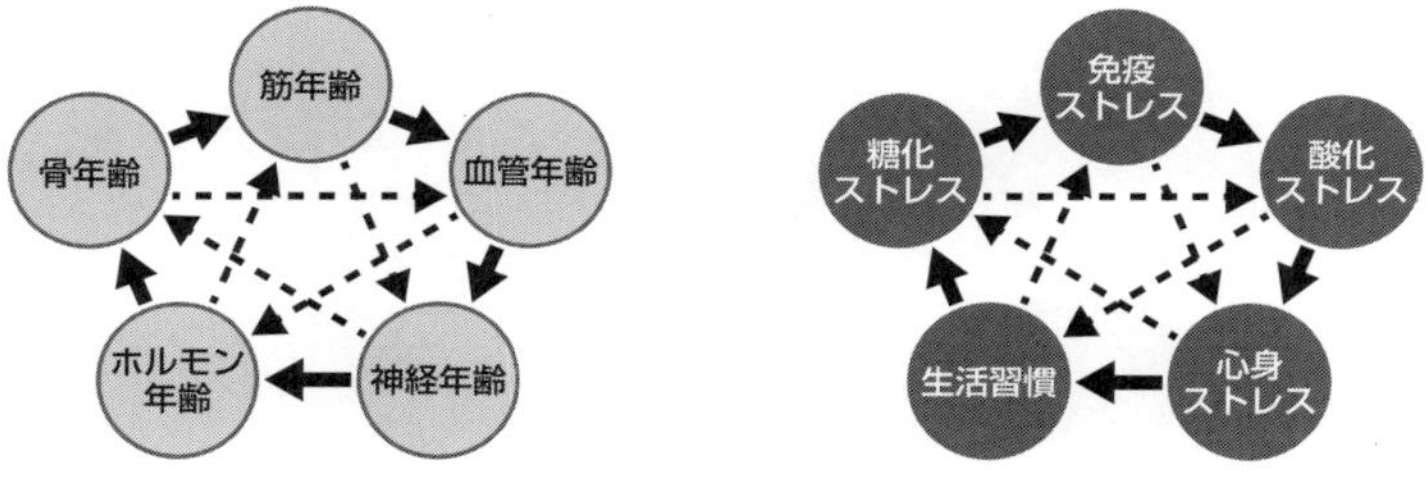

に評価することで、**あなたにとって最も老化の進んでいる体の部位はどこなのか、あるいは最も進んでいる危険因子がなんなのかを知ることが大切**です。

では、老化を進行させてしまう「自分の弱点」はどうやって見つければよいのでしょうか。

一番よいのは「アンチエイジング・ドック」を受診することです。しかし、これを受診するには時間とお金がかかりますし、導入している医療機関も限定されます。

次善の方法として、最近では問診票により自分の老化の弱点を見つける方法が提案されています。私も監修に携わっている、生活習慣問診チェックによる、「推定体内年齢指数判定システム」です。

これは簡単な質問に答えるだけで、あなたの「皮膚・骨・筋肉・心臓・血管・脳・神経の老化度」を推定診断します。現在、複数の医療機関や介護施設に導入されていますが、このシステムを使うことで体内年齢指数をセルフチェックできるのがポイントです。

ただ、「身近に問診を受けられる病院がない」という人も多いことでしょう。

そんな方のために、第三の方法として、**今回、本書の読者の皆さんのために「ドクター米井のアンチエイジング・セルフチェック」を新たに用意しました。**

32ページ以降の簡単な質問に答えていくことで**老化度の推定評価**が受けられます。問診票に答えて得点を計算し、自分の弱点を探しましょう。

2 Dr.米井のアンチエイジング・セルフチェック

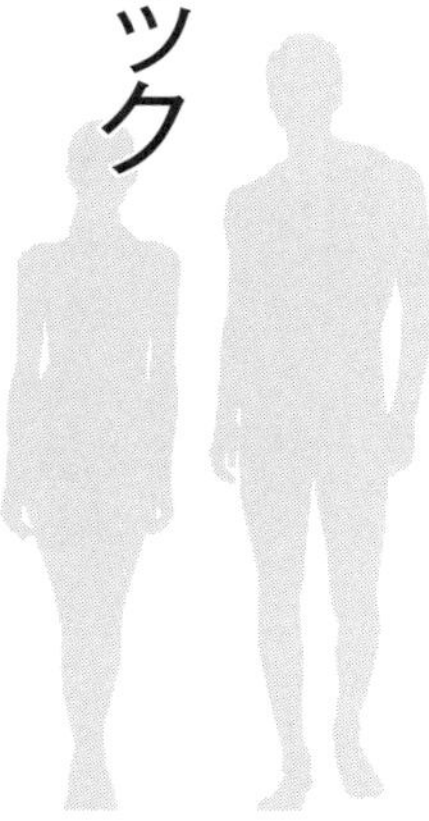

●従来の「見かけ年齢」より厳しい結果になる?

では、アンチエイジングのセルフチェックを始めていくことにしますが、その前に、注意点が1つあります。

このプログラムで示される機能年齢は、市販の体重計や体脂肪計その他の機器を使ったときに表示される「あなたの○○年齢」などより厳しい結果になると思います。大半の人が実年齢より上になるでしょう。

実年齢より若くなる人は、おそらく全体の15〜20%くらいだと思われますが、ここに該当した場合は、健康偏差値70以上の非常に優秀な方です。

アンチエイジングの道は厳しく、それゆえにプログラムの判定も厳しくつくってあります。それを十分に心してチャレンジしてみてください。

(1) セルフチェック

あなたの暦年齢と、５種類の機能年齢チェックの総合計スコアをもとに、「機能年齢バランスチャート」が表示されます
チャートからあなたの体の「弱点」を探してみましょう。

[Step 0] 実年齢

あなたの「実年齢」を書いてください。

[　　　　]歳　＝実年齢データ(A)

[Step 1] 見かけ年齢のチェック

あなたの「見かけ年齢」を割り出します

「見かけ年齢」は、あなたが実年齢よりどれくらい若く見えるかを反映させたものです。下記の項目のうち、当てはまるものの□欄をチェックしてください。

□若いとよくいわれる
□体力測定で実年齢より若いといわれた
□笑顔がすてきといわれる
□週４日以上運動している
□若い頃の体重を維持している
□行動力があるとよくいわれる
□好奇心が旺盛である
□趣味が多い

[Step2] 筋肉年齢のチェック

あなたの「筋肉年齢」をチェックします。

		Yes (2点)	どちらでもない (1点)	No (0点)
1	立ち上がるときに、つい「よいしょ」と声が出る			
2	スーパーで買い物をすると荷物が重くて、持って帰るのが苦痛だと感じる			
3	3階へ行くのにも階段ではなくエレベーターやエスカレーターを使う			
4	階段を1段おきに降りるのは恐くてできない			
5	町を歩いていると若い人によく追い越される			
6	乗り物に乗ったらすぐ空席を探す			
7	歩いて15分以上の距離のところへはバスやタクシーを使う			
8	腹筋運動が男性で20回以下、女性で8回以下しかできない			
9	筋肉のコリや関節痛をよく感じる			
10	片足で立ったままで靴下をはけない			
11	立って上体を前に倒したとき、指先が床につかない			
12	背中へ両手を回して、手を結ぶことができない			
13	会議などで1時間以上同じ姿勢でいることが体力的につらい			
14	最近、つまずいてころびそうになることがあった			
15	最近、ビンのふたを開けられないことがあった			

［Step３］血管年齢のチェック

あなたの「血管年齢」をチェックします。

		Yes（２点）	どちらでもない（１点）	No（０点）
1	人の名前が思い出せないことがある			
2	すぐカッとなりやすい			
3	いつも時間に追われているような気がする			
4	なんでも自分でやらないと気がすまないタイプだ			
5	責任感が強いほうだと思う			
6	無趣味なほうだと思う			
7	こってりした肉料理が好きだ			
8	スナック菓子やインスタント食品をよく食べる			
9	タバコを吸う			
10	**血圧が高い**			
11	血糖値が高い			
12	中性脂肪値やコレステロール値が高い			
13	階段を駆け上がると息切れすることがある			
14	胸が締めつけられるように感じることがある			
15	ときどき手足の先がしびれることがある			

[Step4] 神経年齢のチェック

あなたの「神経年齢」をチェックします。

		Yes (2点)	どちらでもない (1点)	No (0点)
1	約束を忘れたことが何回かある			
2	初対面の人に会うのがおっくうになってきた			
3	身近なものをしまったまま忘れてしまうことが増えてきた			
4	本やテレビに感動することが少なくなってきた			
5	ちょっとしたことにイライラしたり、カッとしたりすることが多い			
6	最近タレントの名前やグループ名が覚えられなくなってきた			
7	趣味にすぐあきて熱中できなくなってきた			
8	失敗するといつまでもくよくよ考えるようになってきた			
9	同じことを繰り返して何度もいうようになった			
10	理由なく不安だと感じることがある			
11	自分がだめな人間だと思うことがある			
12	仕事のスピードが遅くなってきた			
13	買い物をしたとき暗算ができなくなってきた			
14	熟睡したと感じることが少なくなってきた			
15	生きがいがなく、何かしようという意欲が低下してきた			

［Step５］ホルモン年齢のチェック

あなたの「ホルモン年齢」をチェックします。

		Yes（2点）	どちらでもない（1点）	No（0点）
1	**睡眠時間は１日３～５時間だ**			
2	夜中に2、3回目が覚める			
3	毎日いびきをかく			
4	**睡眠時無呼吸症候群がある**			
5	食事はよくかまないで食べる			
6	ラーメン＆ライスをよく食べる			
7	運動はきらいだ			
8	気分が落ち込むことが多い			
9	旅行はきらいだ			
10	肉や魚はきらいだ			
11	力仕事は苦手だ			
12	毎年体重が減るのが気になる			
13	肌あれや乾燥肌がある			
14	便が細めだ			
15	疲れやすい			

[Step6] 骨年齢のチェック

あなたの「骨年齢」をチェックします。

		Yes（2点）	どちらでもない（1点）	No（0点）
1	体つきは小柄できゃしゃなほうだ			
2	（女性のみ＝男性はNoにチェック）月経が不順でときどきとぶときがある			
3	急激なダイエットをしたことがある			
4	牛乳やチーズが苦手であまり食べない			
5	魚料理よりも肉料理のほうが好きだ			
6	タバコを吸う			
7	よくアルコールを飲む			
8	1日に2杯以上コーヒーを飲む			
9	運動はほとんどしない			
10	日中、外へ出る機会があまりない			
11	**糖尿病にかかっている**			
12	胃の切除手術をしたことがある			
13	**（女性のみ＝男性はNoにチェック）卵巣の摘出手術をしたことがある**			
14	（女性のみ＝男性はNoにチェック）閉経した			
15	骨粗しょう症になった家族がいる			

⑵　セルフチェックの採点

［Step０］～［Step６］までを以下の説明をもとに得点化することで、次のようなレーダーチャート図を作成し、あなたの最も「老化した場所（弱点）」を目で見られるようにします。

◉機能年齢バランスチャート（例）

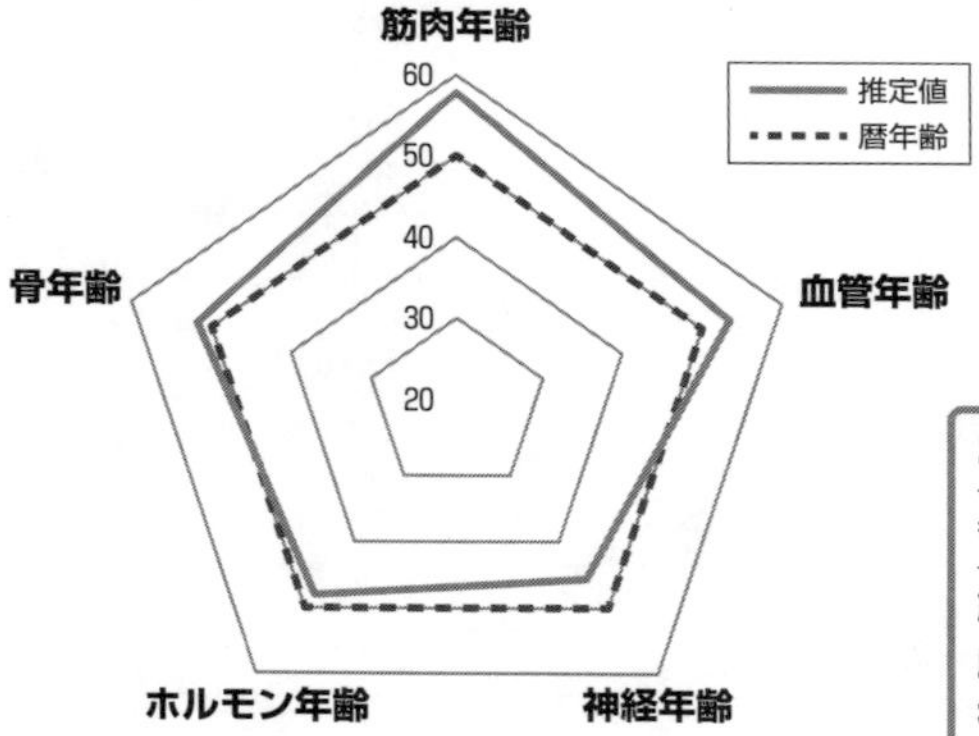

あなたの実年齢 ＝ 50歳

各機能年齢は以下のとおりです。

筋肉年齢……………58歳
血管年齢……………54歳
神経年齢……………46歳
ホルモン年齢………48歳
骨年齢………………52歳

では、得点化の説明をしましょう。

［Step０］実年齢

記入された数値を「**実年齢（A）**」とします。

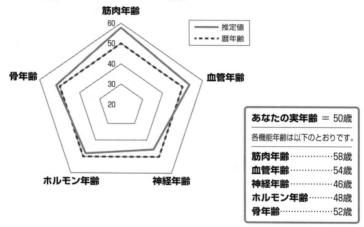

[Step1] 見かけ年齢のチェック

①8項目の□のうち、チェックされた数をカウントします。
②チェックされた数が、0～1個＝0歳、2～3個＝2歳、4個以上＝5歳 とカウントします。………→ **(B)**
③**実年齢データ（A）**から**（B）**を引く＝みかけ年齢データ………→ **(C)**
④「週4日以上運動している」のところにチェックが入っていたら**特別計算**①で特別加算・減算をします。

[Step2] 筋肉年齢のチェック

①15項目のうち、YES＝2点、どちらでもない＝1点、NO＝0点でカウントします。
②点数の総合計を**筋肉年齢データ（D）**とします。

[Step3] 血管年齢のチェック

①15項目のうち、YES＝2点、どちらでもない＝1点、NO＝0点でカウントします。
②点数の総合計を**血管年齢データ（E）**とします。
③設問10（血圧が高い）の回答がYESであれば、**特別計算②**で特別加算・減算をします。

[Step4] 神経年齢のチェック

①15項目のうち、YES＝2点、どちらでもない＝1点、NO＝0点でカウントします。
②点数の総合計を**神経年齢データ（F）**とします。

[Step5] ホルモン年齢のチェック

①15項目のうち、YES＝2点、どちらでもない＝1点、NO＝0点でカウントします。

②点数の総合計を**ホルモン年齢データ（G）**とします。

③設問1（睡眠時間）の回答がYESであれば、**特別計算③**で特別加算・減算をします。

④設問4（睡眠時無呼吸症候群）の回答がYESであれば、**特別計算④**で特別加算・減算をします。

[Step6] 骨年齢のチェック

①15項目のうち、YES＝2点、どちらでもない＝1点、NO＝0点でカウントします。

②点数の総合計を**骨年齢データ（H）**とします。

③設問11（糖尿病）の回答がYESであれば、**特別計算⑤**で特別加算・減算をします。

④設問13（卵巣の摘出手術）の回答がYESであれば、**特別計算⑥**で特別加算・減算をします。

(3) 「特別計算①～⑥」の計算法

①特別計算①(週4日以上運動している)がYESの場合

筋肉年齢(D)−3歳 (3歳若くする)
血管年齢(E)−1歳(1歳若くする)
神経年齢(F)−2歳(2歳若くする)
ホルモン年齢(G)−1歳(1歳若くする)
骨年齢(H)−2歳(2歳若くする)

②特別計算②(血圧が高いですか)がYESの場合

神経年齢(F)+1歳(1歳老けさせる)

③特別計算③(睡眠時間は3～5時間)がYESの場合

血管年齢(E)+2歳(2歳老けさせる)
神経年齢(F)+1歳(1歳老けさせる)

④特別計算④(睡眠時無呼吸症候群)がYESの場合

血管年齢(E)+1歳(1歳老けさせる)
神経年齢(F)+2歳(2歳老けさせる)

⑤特別計算⑤(糖尿病にかかっている)がYESの場合

血管年齢(E)+3歳(3歳老けさせる)
神経年齢(F)+1歳(1歳老けさせる)

⑥特別計算⑥(卵巣の摘出手術)がYESの場合

ホルモン年齢(G)+2歳(2歳老けさせる)

⑷ 「筋肉年齢、血管年齢……」の補正計算

いよいよ、最後の「機能年齢」の計算に入ります。ここでは、前ページの「特別計算①〜⑥」のチェックを終えたら、各年齢（筋肉、血管、神経、ホルモン、骨）の補正をします。

筋肉年齢
＝みかけ年齢データ（C）＋筋肉年齢データ（D）

血管年齢
＝みかけ年齢データ（C）＋血管年齢データ（E）

神経年齢
＝みかけ年齢データ（C）＋神経年齢データ（F）

ホルモン年齢
＝みかけ年齢データ（C）＋ホルモン年齢データ（G）

骨年齢
＝みかけ年齢データ（C）＋骨年齢データ（H）

◉機能年齢から「あなたの弱点」を探すと

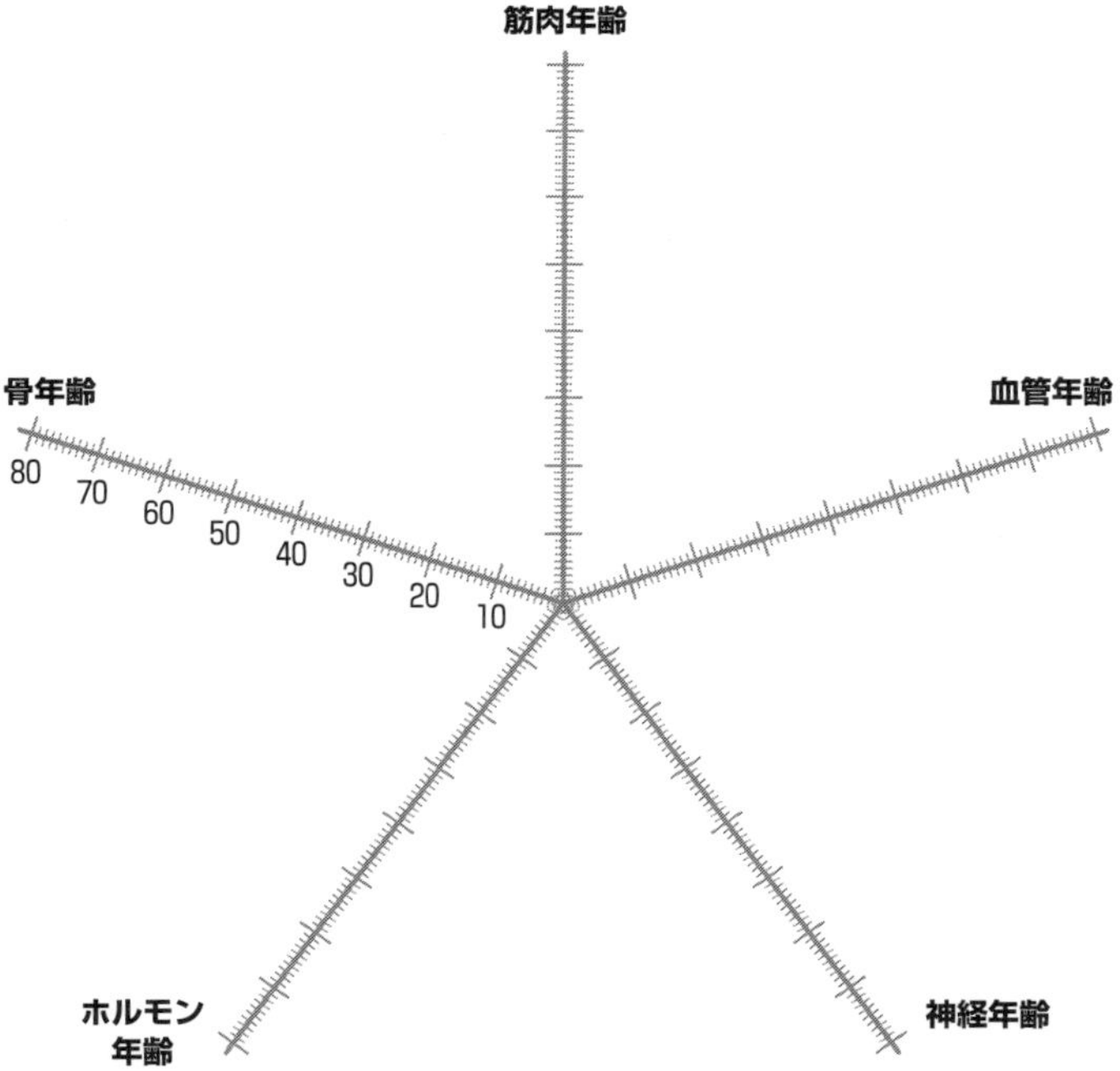

まず、実年齢を薄い線で描いてください。50歳であれば、五角形すべてで「50」の場所です。

次に、前ページまでの結果をもとに、機能年齢を太い線で描いてください。内側ほど「若く」、外側に大きくなるほど「老けている」ことを示します。

以下、最も悪い機能年齢ごとにコメントしていきます。

3

Dr.米井からのアドバイス——あなたの「老化」を改善する

●「筋肉年齢」が一番の弱点とわかったら

人の体は「使わない部分から衰えていく」のが基本です。

なかでも「1年に1％ずつ衰えていく」とされるのが筋肉です。60歳以降はさらに急激に落ちるという報告があります。

筋肉が減ると膝などの関節を傷めますが、**筋肉は70歳になっても80歳になっても鍛えることができます。**

ストレッチ、ウォーキング、斜め懸垂など、手軽なエクササイズを利用して、無理のない範囲でトレーニングに励んでください（第8章参照）。

人間の最大の筋肉は大腿《だいたい》四頭筋《しとうきん》とよばれる太ももの筋肉です。**一番効率がよいのは太もも筋をきたえるスクワットです。**しゃがんだ状態から立ち上がるフルスクワット、椅子から立ち上がるだけのハーフスクワットがあります。

せっかく運動しても膝や足首を痛めてしまっては、元も子もないので、1日20回程度、無理のない範囲で実践してください。

筋肉をつくる材料となるタンパク質を食事からしっかりと摂ってください。1日の目標は75g以上です（標準体重60kgの場合）。

「1日の目標75g」という箇所を見て、「なんだ、タンパク質75gでいいのか。牛肉75gくらいでは食べ足りないよ」と思った人もいたかもしれませんが、それはとんだ誤解です。牛肉100g＝タンパク質100gではありません。部位にもよりますが、牛肉100g当たりのタンパク質の量は10～20％（次ページ図参照）にすぎません。

牛のバラ肉の場合、75gのタンパク質を摂取するには、およそ700gもの肉を食べることになります。相当頑張って食べないと目標に届きません。

そこで、**食物で不足する部分については、プロテインやアミノ酸のサプリメントをうまく活用するとよいでしょう。**

◉牛肉100g当たりのタンパク質量

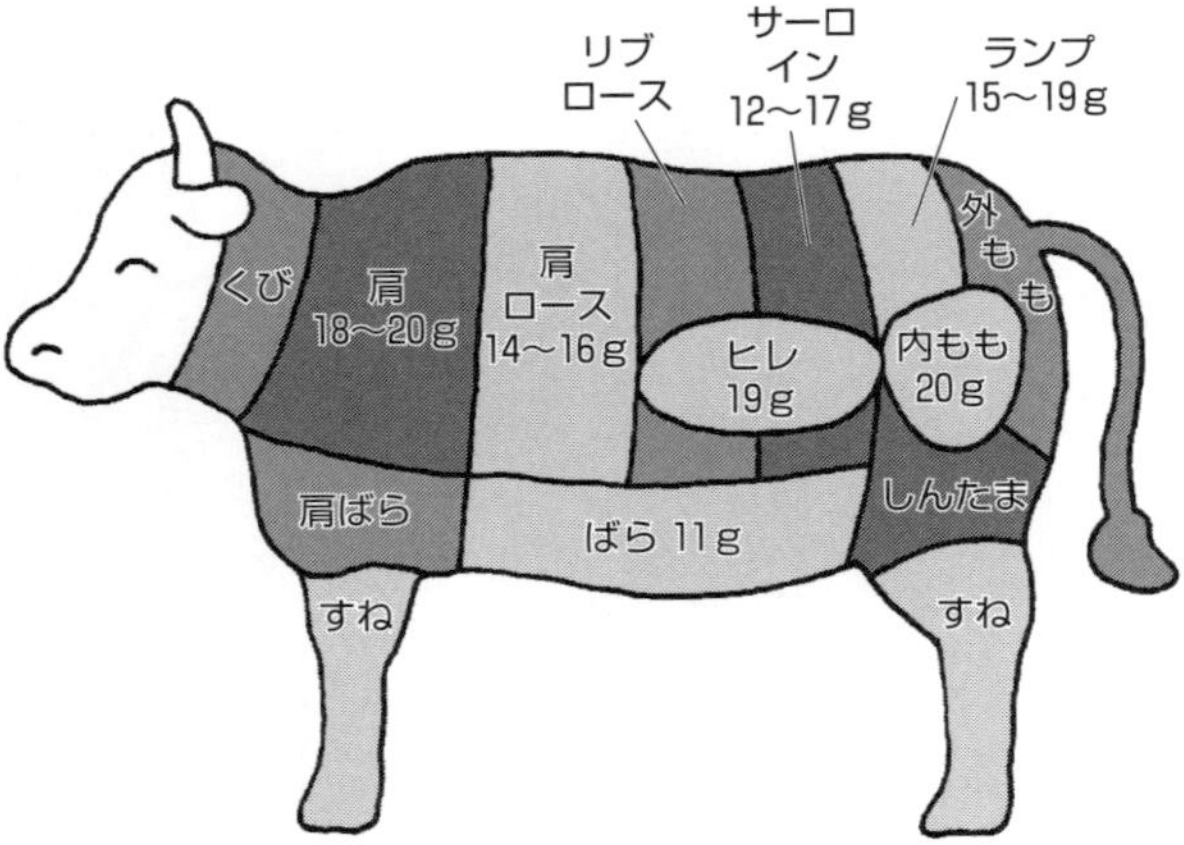

◉鶏肉100g当たりのタンパク質量

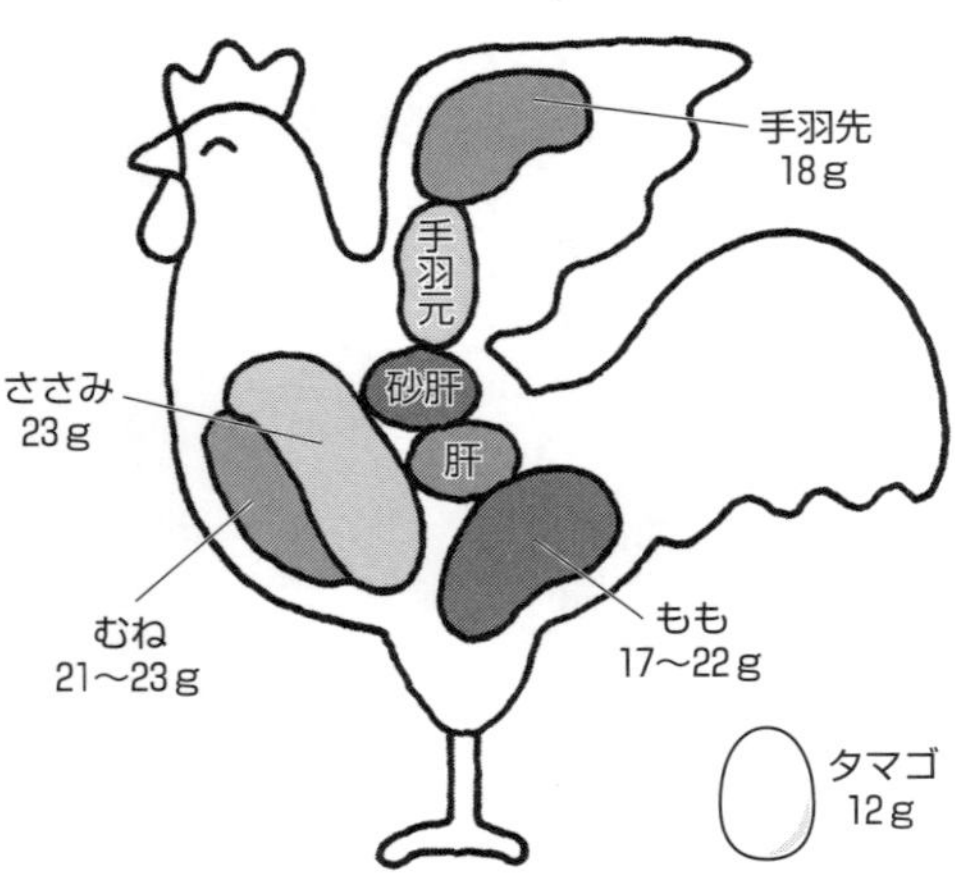

出典：文部科学省科学技術・学術審議会資源調査分科会「日本食品標準成分表2015年版（七訂）」をもとに作成

「血管年齢」が一番の弱点とわかったら

血管は活性酸素の影響で酸化され、動脈硬化を起こしやすくなります。アンチエイジングのために克服しなければいけないテーマの1つです。

高血圧、高脂血症、糖尿病などがある場合には、それだけ血管の老化が進みます。タバコやストレスも、血管年齢を衰えさせる危険因子です。

血管年齢が実年齢よりも高かった人は、食生活（第4章）、睡眠（第7章）、エクササイズ（第8章）の改善をはかり、血管年齢を若返らせてください。

血管年齢の若返りと老化予防のコツは、動脈硬化の危険因子を1つずつ是正していくこと。まずは、**四大危険因子といわれる糖尿病、高血圧、脂質異常症、喫煙はきっちり正すこと**です。

タバコが酸化ストレスの原因だからといって、禁煙せずに抗酸化サプリメントでごまかすことはかえって危険です。

タバコを吸いながらビタミンEを摂取すると、かえって肺がんが増えるという報告があります。ビタミンEがタバコの煙の成分と酸化反応を起こし、ビタミンEラジカルといった有害物質に変化するからといわれています。

ホモシステインという**悪玉アミノ酸が多い人はビタミンB6、B12、葉酸を摂取してください。**ピロリ菌保有者、萎縮性胃炎のある方、胃切除後の方、胃潰瘍や逆流性食道炎で胃酸分泌抑制剤を服用している方は要注意です。

心身ストレスが強い方は、血圧や血糖が上がり気味になります。仕事量を減らして、睡眠をたっぷりととってください。

「(仕事を) いつやるか？　今でしょ！」――そんな無理が通用するのは二十代までの若いうちだけです。

30歳を過ぎたら、「今やらなくてもいいことは明日以降にする」「今日は早く帰宅できるようにスケジュールを調整する」、そういった努力も必要です。

●「神経年齢」が一番の弱点とわかったら

神経年齢とは「脳年齢」と理解していただいてもかまいません。

脳の神経細胞は生まれたときから増えることがなく、毎日減少する一方です。また、神経細胞が破壊されることで記憶力の低下など、老化現象が進みます。

そこで、**ストレスを避け、常に脳に刺激を与えることでコグニ（認知症）予防をするようにしてください。**

そのためには、良質の睡眠（第7章）をとることで成長ホルモンを多く分泌することがポイントです。

神経機能は使わないでいると段々となまってしまいます。ですから神経機能を若く健康に保つためには、できるだけ神経を使うことが基本になります。

神経機能を使うのに効率的なのが全身運動と細かい手作業の組み合わせです。

全身運動はウォーキングや水泳などですが、最近ではコグニウォーク（例・しりとりをしながら大股で歩く）やコグニサイズ（例・ステップを踏み、3の倍数にあたるステップのときだけ手を叩く）が提唱されています。

細かい作業としては文字を書く、絵を描く、編み物、楽器演奏、麻雀やスマホゲームなどが該当します。

全身運動と手作業はどちらか一方だけというのではなく、両者をバランスよく実践してください。

ちなみに、**こうした健康にいい取組みをするとき、人間は〝報酬〟があると効果がさらに上がります。頑張った自分にご褒美を上げましょう。**これが脳内報酬系というシステムを刺激して、やる気を引き出します。

たとえば、「週2回は1万歩に達するくらい散歩する」と決めて、それを3か月続けたら、そのときは自分の努力をきちんと認めます。そして、そんな自分に日帰り温泉ツアーといった健康的な報酬を設定するのは、とてもいいことです。

「ホルモン年齢」が一番の弱点とわかったら

ホルモンの分泌を減らす最大の要因は、運動不足、睡眠不足、食習慣、ストレスです。

ホルモンのうち、成長ホルモンは「若さを保つホルモン」として知られます。

成長ホルモンは睡眠中に分泌されますから、睡眠の質・量とともに、睡眠サイクルを最低でも4サイクル確保するように心がけてください。

具体的には、**ノンレム睡眠（90分）のサイクルとレム睡眠（90分）のサイクルを4回、つまり約6時間の睡眠**です。睡眠については第7章で後述します。

ウォーキングなど**有酸素運動・筋肉負荷も効果的**です。運動不足の方は第8章をしっかり読みましょう。

食習慣については第4章で後述しますが、**炭水化物の過剰な摂取、タンパク質の不足の解消がホルモン年齢の改善につながります。**

成長ホルモン（厳密にいうとＩＧＦ‐Ｉ系ホルモン）の分泌を促すコツは、質の高い睡眠をめざすこと（睡眠不足の解消・睡眠時無呼吸症候群の治療も含まれます）、身体運動（30分のウォーキングで成長ホルモンが分泌されます）、食生活でタンパク質の摂取不足にならないことです。

反対に、運動不足、睡眠不足、炭水化物の過剰摂取があると成長ホルモン分泌が低下するので注意しましょう。

また、7章でも触れますが、睡眠に深い関係を持つホルモンであるメラトニンの分泌を刺激するためには、**部屋を真っ暗にして眠る、朝起きたら光を浴びる（太陽光でも照明でも可）、夜6時以降はカフェイン摂取を控えるようにする**とよいでしょう。

そのほか、老化を促進しないようにする抗老化ホルモンのDHEA分泌は加齢にともなって徐々に低下します。

原因は、酸化ストレスや糖化ストレスによってできた老廃物が副腎にあるDHEA産生細胞に蓄積していくからです。ふだんから**酸化ストレス対策、糖化ストレス対策を心がけましょう**（第3章で解説します）。

私たちが持っている解析データから、運動量が多い人や筋肉量が多い人はDHEA分泌量が高いことがわかっています。**筋肉量をできるだけ落とさないために運動習慣を身につけましょう。**

「骨年齢」が一番の弱点とわかったら

骨がもろくなると、ちょっとしたことでも骨折しやすくなるのが骨粗《こっそ》しょう症です。骨粗しょう症は男性よりも、更年期以降の女性にとくに多く発症し、大腿骨の骨折、腰部の圧迫骨折などを引き起こしやすくなります。

対策としては、カルシウムを多く摂ること、ウォーキングなどの運動で筋肉を落とさないように心がけることが大切です。 第4章と第8章を読んで対策してください。

丈夫な骨をつくるには〝材料を揃えること〟が必要です。

必要なミネラルとしては、カルシウムから始まり、マグネシウム、鉄、亜鉛、マンガンが挙げられます。

日本食はカルシウム不足になりがちな弱点があるので、牛乳、チーズ、小魚などを食べることで、1日800mg以上摂取しましょう。

亜鉛、マンガンは微量で十分です。**アサリ、シジミ、カキなどの貝類を月に2～3回食べれば亜鉛、マンガン対策は十分です。**

ビタミンとしては、ビタミンDから始まり、ビタミンA、B、C、E、Kは皆必要です。**ビタ**

ミンKは納豆を食べていれば十分に摂取できます。

忘れがちな栄養はタンパク質です。

骨の体積の2分の1、重さの3分の1がコラーゲンというタンパク質からできています。**中高年から壮年、高齢者になってくるとタンパク質摂取量が減りがちなので注意しましょう。** 1日の目標は75g以上です（標準体重60kgの場合）。

栄養成分だけならサプリメントがあれば大丈夫と思うかもしれませんが、それは誤りです。最近はよいサプリメントも出てきて、骨の健康を保つためにマルチビタミン・マルチミネラルが完璧に近い量で配合されているものもあります。しかし、**いくらサプリメントでミネラルを摂取しても、体を動かして骨を刺激しなければミネラル分が適正に骨に沈着してくれません。**

ウォーキング、ジョギング、テニス、スキー、ゴルフなどで体を動かしてください。水泳は骨端刺激作用が弱いので、骨の健康維持のためにはそれ以外の運動がよいでしょう。

第2章

「老化スイッチ」をオフ、「若返りスイッチ」をオンに！

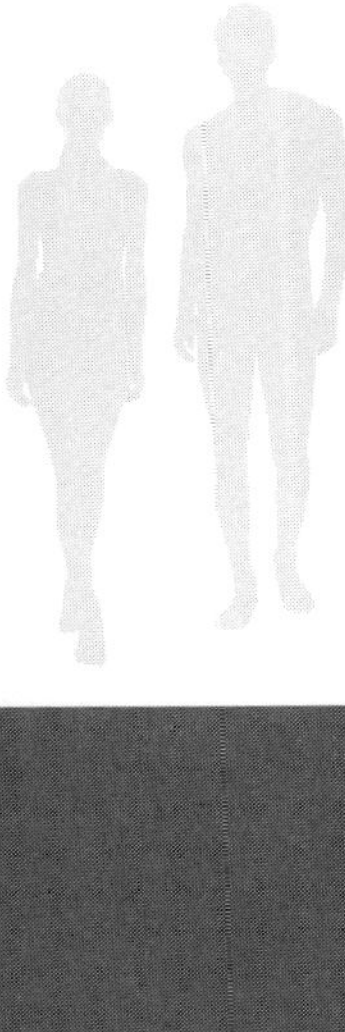

1 「老化スイッチ」が入るとどうなる？

●遺伝子の働きは変わってくる

「親が太っているからオレも太った」と、体型の責任を親になすりつけるケースがあります。**実際、親譲りの遺伝子による影響はどのくらいだと思いますか？　じつは、たったの3割にすぎないのです**。驚きですね。

では、残りの7割はなんなのでしょうか。それは生活習慣によって決まります。つまり、アンチエイジングは生活環境に依存するということ。かんたんにいうと、「その人の心がけしだい」なのです。

1つの細胞には、遺伝子が4万～5万個あります。しかし、それらの5万の遺伝子にすべてスイッチが入り、働いているわけではありません。**若いときに働く遺伝子もあれば、若い頃は休んでいて高齢になってから働き出す遺伝子もあります。**

遺伝子の働きにも電気の配線基盤のように「オン／オフ」があって、働き方のパターンが、若い人と高齢者とでは違うのです。

遺伝子ごとに「若者パターン」と「老化パターン」があり、老化のスイッチが入ると「老化パターン」になってしまいます。

ですから、アンチエイジングとは「いかに遺伝子の若者パターンを保つか」ということです。

遺伝子が働いたり働かなかったりするのは、体をそのときの生活に合った状態にするため、と考えられています。

たとえば、オタマジャクシがカエルになるときには、しっぽが切れます。オタマジャクシのしっぽが切れるときには、コラゲナーゼというしっぽを切るための遺伝子が発現（スイッチがオン）します。そのときは、コラゲナーゼを産生するコラーゲン合成酵素をつくる遺伝子が発現します。

コラーゲンは肌を若々しく保つタンパク質です。若いときには、このコラーゲンがどんどんつくられます。

しかし高齢になってくると、コラーゲンを壊す酵素であるコラーゲン分解酵素の遺伝子のほう

◉コラーゲンが老化とともに減少する理由は？

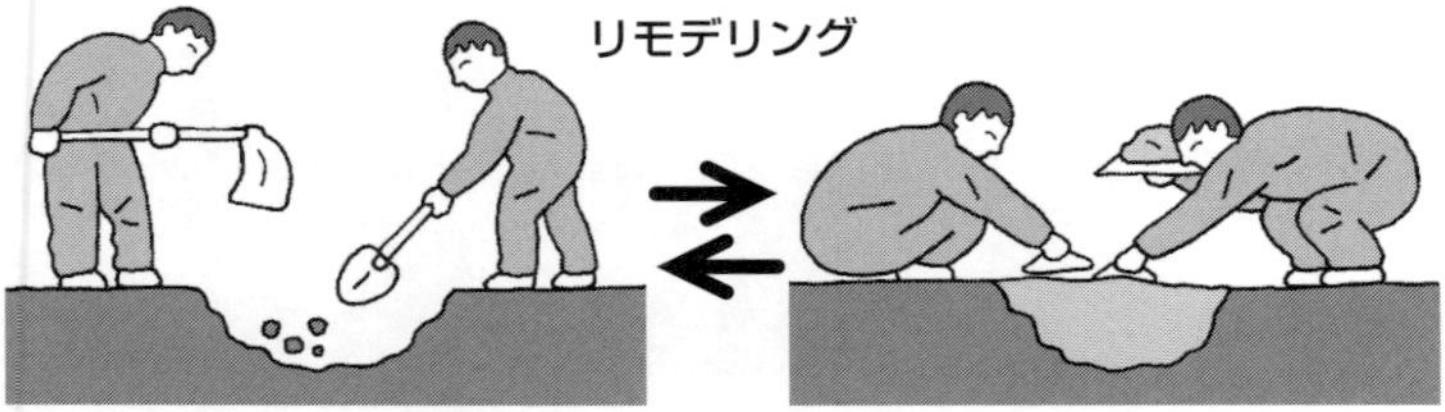

老化すると、コラーゲン分解酵素のほうが発現が多くなり、
コラーゲンの再生が遅れていく

が発現しやすくなって、コラーゲンはどんどん壊れていきます。

肌は、「古い細胞が壊れ、新しい細胞ができる」というバランスで保たれています。新陳代謝で古い細胞が垢《あか》となって脱落するサイクルは、若いうちは頻繁に起こります。だから、フレッシュな肌がキープできるのです。

加齢とともに新陳代謝がにぶると、古くて質の悪い細胞が生き残ります。

その細胞も、やがて垢《あか》となって脱落しますが、歳を重ねると細胞のでき方が遅くなってきて、壊すほうが盛んになってくる現象が起きるため、肌の質は悪くなっていきます。

「痛い！」「かゆい！」それ、老化スイッチのせいかも？

痛みについても、高齢になると遺伝子のスイッチが入ります。たとえば、神経痛や関節痛を起こしやすくなります。それで始終、体のどこかが痛いと訴えます。**高齢者になると、痛みを感じるシステムに関係する遺伝子が働き出す**のです。

老化により、局所で炎症を起こしやすくなります。これは、**炎症に関係する遺伝子があって、それが高齢になると増えてくる**からです。

炎症を起こせば、その炎症によって痛みを引き起こす物質が生まれ、それを神経がキャッチして「痛み」と感じます。

皮膚のかゆみも同様です。**少しでも肌が乾燥してくると、「かゆみ」として感じやすくなります。**

高齢者になると、皮膚の水分量が減ってくるのですが、それとともにかゆみを感じるところが増えてきて、そのような場所で少しでも炎症が起こると、痛みや痛がゆいという症状を訴えます。

関節の痛み、筋肉の痛み、神経痛といった変化も出やすくなります。

●年齢を重ねるほど、人はへこみやすくなる

ストレスに対する反応も若い人のほうが強くて、中高年になってくると徐々にストレスに弱くなっていきます。

つまり、**高齢になればなるほど、強いストレスにさらされると危険**なのです。

たとえば、社内で上司が部下に対して激しく叱咤しているとします。

その場合、40歳の上司が30歳の部下に怒っている場合には、それほど大きな問題ではありません（もちろん、パワハラなどは別です）。

しかし、叱られる側の部下が30歳ぐらいではなく、60歳ぐらいの場合ですと、ものすごく大きなダメージを受けます。人は年齢を重ねるとストレスに弱くなるからです。

このため、**若い人を叱るような感覚で60歳ぐらいの社員を叱ると、その社員は思いがけないほどの大きなストレスを受け、なかなか立ち直れません。**若い頃であれば、叱られてもすぐにケロッと立ち直れたのに、それができなくなります。

「いや、それは違うでしょ。ストレス耐性なんて医学的な問題ではなく、たんにプライドが傷

つけられたことが原因ではないですか？」

と大半の人は考えると思いますが、そうではありません。遺伝子のオン／オフの影響なのです。

年齢によって、少しずつストレスに対して弱くなっていくのは、ストレス応答に関係する遺伝子の発現が変わってくるのが一番大きな原因です。

それもたった1つの遺伝子が変わるだけではなく、たくさんの遺伝子が変わるので、へこみも強く出てくるのです。

2 老化スイッチを「オフ」にしておこう！

●どうしたら「春モード」に変えられるのか

老化スイッチは1つだけではなく、たくさんあります。そのスイッチのパターンが若年者と高齢者では変わってきます。

若年者パターンと高齢者パターン。それを私は「春モード」「秋モード」と呼んでいます。

老化スイッチをオンにするということは「秋モードになる」ということです。

たとえば、自分の体や健康について怠けている人は、すでに「老化スイッチ＝オン」の状態です。怠けている人は、ほんとうは自分自身で老化スイッチをオンにして、秋モードに変えているわけです。

しかし、**「いったん入ってしまった老化スイッチは元に戻せない」というわけではありません。**

◉遺伝子のスイッチが入ると「老化」する……

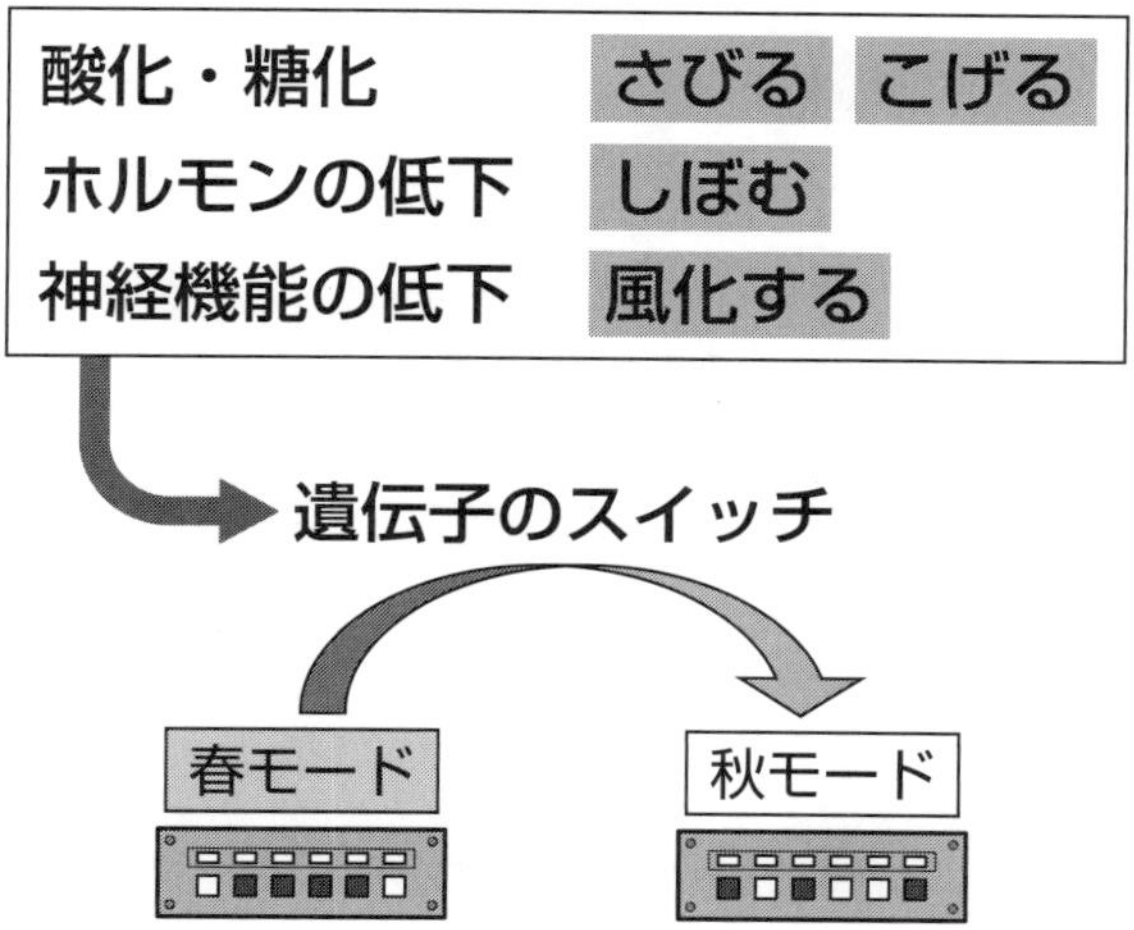

老化スイッチをオフにすることができるからです。諦めないでください！

私たちは遺伝子についていろいろな実験を行なっています。

たとえば、マイクロアレイ法といって、スライドに何万種類もの遺伝子を載せ、それを色づけして、赤くなるか、青くなるかを調べています。

私が行なった実験でわかったことは、なんと、「水を1杯飲む」という習慣をつけただけで、実験からたった2週間で、いろいろな遺伝子の働きが変わるということです。これは驚きです。

2週間、ある成分が入っているジュースを飲んだ群と、水だけを1杯飲む群とに分けて実験をしました（「A／Bテスト」といいます）。

アントシアニンという抗酸化物質の入ったジュースを2週間飲むと、さまざまな変化がありました。いろいろな部分の遺伝子が働いて、「血圧が下がる」「血管が開く」といったよい作用をします。

ところが、アントシアニンではなく、ふつうの水を飲むという習慣だけでも、たった2週間でいろいろな遺伝子の働きが変わることがわかったのです。「水を飲む」という、ごくごく小さな習慣をつけるだけで、体にいい影響があるのです。

このように、いい習慣を身につけるのは、決してむずかしいことではありません。これくらいなら、今日からでもすぐにできるのではないでしょうか。

●アンチエイジングでも「パイレーツの法則」を意識しよう

私はアンチエイジングについて説明するときに、よく「パイレーツの法則」というものを例にしています。

「パイレーツの法則」とは、ビジネスの世界でも「2：8の法則」（パレートの法則ともいう）とも呼ばれ、よく知られているものです。

・2割の社員が8割の利益を稼ぐ

・2割の顧客が8割の売上に寄与する

・2割のアリが8割の食料を調達する

といった法則で、全体の10に対してまんべんなく対応するのではなく、その中心となる「2」に目を向けようということです。

パイレーツとは海賊のことで、海賊がどこかの島を占領しようとするときには、敵の兵隊が10人いた場合、一番強そうな2人をまずやっつける。そうすると敵は戦意を失い、島の占領は8割方成功したのと同じだ、という話です。

しかし、私たちは通常、これと反対のことをしがちです。

効果的な2割に目を向けるのではなく、自分のやりやすいところ、好きなことばかりをやってしまいます。

たとえば、本を読むと役に立ちそうなことがいっぱい書いてあります。

しかし、書いてあることを全部やるのは無理なので、「では、これをやろう」と思って選ぶものは、決まって自分の好きな、やりやすいことばかりです。いつも同じです。

本当はそうではなく、客観的に自己評価するか、あるいは誰か第三者に、「あなたはここが弱点だから、その弱点に注目すべきだ」と指摘してもらい、それをやったほうが効果が上がるはずです。

何をやればいいのかといえば、医者や第三者が見立てた、あるいは自己評価した「問診票」にしたがうことです。問診票には、当人の一番の弱点、たいていの場合、一番嫌いなところが記されているからです。

運動が嫌いでなまけている人には「筋トレをしましょう」という指摘がされますが、筋トレ好きのマッチョな人に「もっと筋肉量を増やしてください」といったアドバイスはされないものです。

つまり、問診票でわかった「自分があんまりやりたくないこと」に最初に手をつけたほうが、アンチエイジング上、効果は大きいのです。

第1章で評価された5つの機能年齢、5つの老化危険因子を見て、自分の悪いところを中心に1つか2つ、重点的に改善すると効果が出やすいものです。

成長ホルモンを出す方法にウォーキングがありますが、ふだんやっていない人や初心者の人のほうが成長ホルモンが出やすいこともあります。

「自分がふだんやっていないことにチャレンジすると、ご褒美も多い」ということです。

●アンチエイジングによる老化スイッチの抑止

「だんだん歳を重ねていくと、遺伝子も春モードから秋モードに移っていく」という話を先ほどしました。

タンパク質をつくる遺伝子は、若いときにはオンになっていますが、高齢者になるとオフになってしまいます。

細胞分裂に関係する遺伝子も、若者はどんどん分裂するように働きますが、高齢になってくるとオフになります。

老廃物を掃除する遺伝子も若者のほうが強いのです。

高齢になって秋モードになると、タンパク質を分解したり、コラーゲンを分解する遺伝子が働き出します。炎症を起こすような遺伝子、ストレス反応を起こすような遺伝子も働き出します。

では、どのようにして秋モードにならないように、老化スイッチを押さないようにしたらいいのでしょうか。

あるいは、どのようにして秋モードになった体を春モードに戻せばいいのでしょうか。

先に進めば進むほど、歳を重ねるほど、遺伝子はどんどん入れ替わってしまいますから、戻すのに時間がかかるようになります。つまり、**老化の予防をするならば、早ければ早いほどよい**のです。

それは生活習慣の改善によって可能になります。

●ウォーキングは食前と食後のどちらに効果があるか

生活習慣の改善として、適度な運動をすることがすすめられています。あるメーカーと共同で、被験者に先に糖分を摂取してもらい、その後にウォーキングをしてもらった実験をしたことがあります。

糖分を摂取しているということは、食事を摂った後のように血糖値が上がっている状態です（血糖値の単位はmg／dℓ：ミリグラム／デシリットルです）。

ウォーキングをすると血糖値が下がっていきます。中性脂肪も下がります。

食事で上がった血糖値とか中性脂肪は、ウォーキングをすることによって下がることがわかります。とくに**糖化ストレスの高い人、食後高血糖になるような人は食後に歩いたほうが効果が高い**でしょう（いずれも第3章で解説します）。

しかし、じつは、食前にウォーキングをしたほうが、食後の血糖が上がりにくいという、逆のデータも存在するのです。

食前に歩くか、食後に歩くか、そのどちらが血糖値を下げる効果があるかというと、私は食後

◉成長ホルモン分泌の日内変化

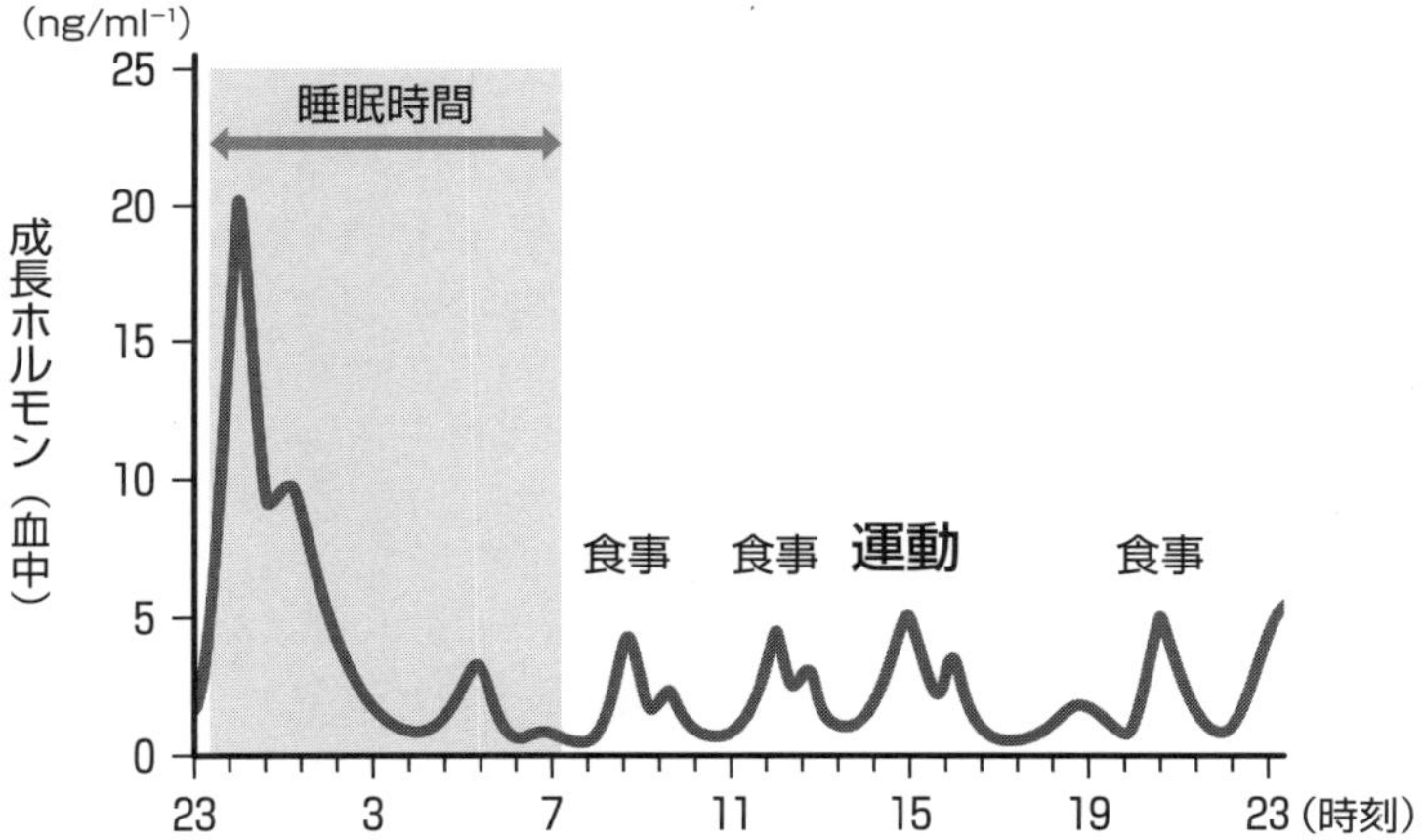

出典：『睡眠学』、日本学術会議精神医学生理学呼吸器学環境保健学行動科学研連（著）、高橋清久（編）、じほう（2003）をもとに作成

に歩くほうが効果が高いと思います。

食後に運動することの悪い点をいえば、消化に悪いことと、肝臓に血液が行きにくくなることです。

食事をして血糖値が上がってくるのが食後30分以降なので、食後のウォーキングも食事をしたすぐ後に始めるのではなく、最高血糖になる30分後くらいにしたほうがいいでしょう。

歩く時間は高血糖や中性脂肪の対策なら15分ほどで大丈夫です。成長ホルモンも15分歩くことで上がってきます。

Column

1

サプリメントで「不足のリスク」を回避

栄養を補うサプリメントですが、過剰摂取にはリスクが伴います。

下図は「ドベネックの樽」という考え方を示したものです。「植物の成長」を樽の中の水に見立て、「植物を育てる栄養素」を樽を構成している板に見立てています。樽を構成する板の高さがバラバラだと、一番短い板のところから水はあふれ（栄養素の一番少ないもので成長が決まって）、溜められる水の量は一番短い板の高さまでになります。

つまり、植物の成長は最も少ない栄養素に規定されるわけです。

これは「植物を立派に育てるにはどんな栄養が必要か」という観点から出てきた考え方ですが、私はアンチエイジングにおける不足のリスク、すなわち「足りないものがあると問題が出てくるよ」ということを伝える際に、この図を少しアレンジして説明しています。

いろいろな種類があるサプリメントの中から自分に合ったものを探す際は、「不足のリスクをなくす」という観点から選択するのがベターです。

人にはもっともらしいことをいっていますが、私は勤務先が京都、自宅は東京の単身赴任生活で、京都ではほぼ外食。間違いなく栄養は偏っているでしょう。

ですから私はマルチビタミン、マルチミネラルに頼っています。

食生活に自信がない人は、マルチビタミン、マルチミネラルで「不足のリスク」をある程度まで防ぐのも一案です。

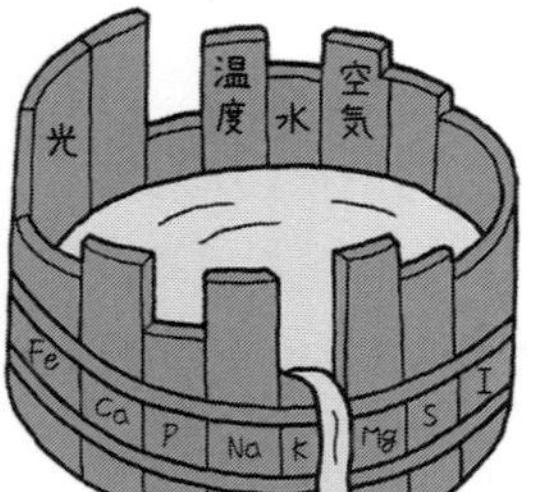

第3章

アンチエイジングの最大の敵「糖化ストレス」とどう向き合うか

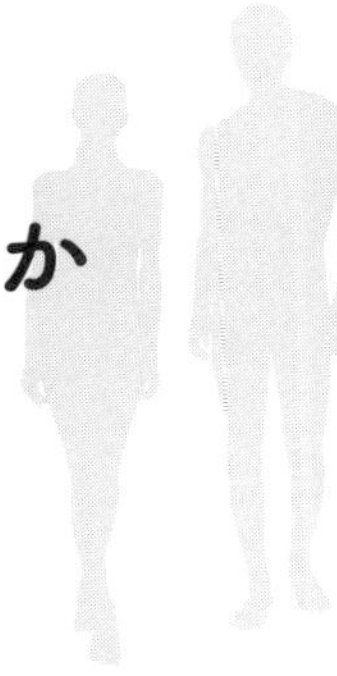

1 人類史上最強の敵「糖化ストレス」

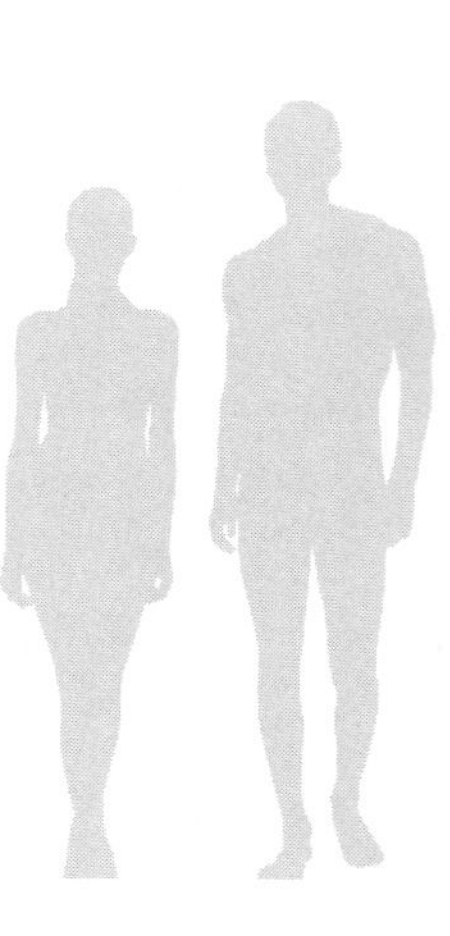

酸化（サビ）も怖いが糖化（コゲ）のほうがもっと怖い！

この章では、「糖化がいかにアンチエイジングにとっての敵なのか」を知ったうえで、どう対処するかを考えていきます。敵を知り己を知れば、百戦危うからず、ということです。

糖化を知るには、酸化と比べることが早道です。

まず、酸化ですが、ある物質に酸素をくっつけるとか、水素を奪うという化学的な反応を「酸化反応」と呼んでいます。

酸化ストレスの原因としては、タバコや紫外線、有害物質、残留農薬、食品添加物などがあります。それらが体内に入るとダイレクトに活性酸素という酸化のもとを出したり、肝臓で代謝される過程で活性酸素をつくり出します。体がサビるようなものです。

ただ、**酸化が健康にとって怖いものであることは、人類は何億年も前から知っていたことなので、体の中では「抗酸化システム」が非常に発達しています。**

たとえば、私たちはタラコを食べます。タラコにはビタミンEがたくさん含まれています。ビタミンEは抗酸化ビタミンの代表です。もちろん、タラコ自身は、人間にビタミンEを供給しようとしているわけではなく、自らの卵を酸化から守ろうとしてビタミンEを豊富に持っているのです。

つまり、生物の体の中には、数億年も昔から酸化ストレス（紫外線や有害物質など）への対応システムが存在しているのです。

一方、糖化は、体内にあるタンパク質と、食事で摂取した糖が結びつき、糖化したタンパク質が過剰に蓄積することです。

糖化したタンパク質は、75ページで図示したように最終的に**AGEs**《エージーイー》（sは複数形を意味するsです）と呼ばれる老化を早める物質を生み出します。

この状態を身近な例で伝えるなら、自分の体をホットケーキにするようなものです。小麦粉に砂糖や卵などを混ぜて、こんがりきつね色に焼きあげてしまいます。

いわば「体をコガしている」ようなもので、このコゲは老化を早めるのです。

過剰な糖分の摂りすぎによって体がコゲる糖化ストレスがいわれ出したのは、たかだか50〜70年前のことにすぎません。数十年レベルの知識や体験しかなく、まだ防御機構がはっきりしていないのです。

●現代人は未知の存在である糖化ストレスにさらされている！

このように糖化に関して、人間の体はまだまだ十分な対抗機能を持つことができていません。その要因としては、食料の摂取や身体活動量の変化が影響していると考えられます。

食べものについては、戦後の混乱期の食糧難の時代から70年たって、今や「飽食の時代」です。しかし、人間の胃袋が急に大きくなったわけではありませんから、食べる量はそんなに変わっていないはずです。

現代人は、昔と比べて食べる量は変わっていないけれども、脂肪の摂取割合が増えました。タンパク質の摂取量は、逆に減っている感じがします。米も品種改良によっておいしくなっていますが、タンパク質の含有量は減っています。

身体活動量は50年前に比べて20％減っているという調査もあります。その理由の1つに、交通機関の発達や家電製品の普及があります。

◉「糖化ストレス」は現代人の最強の敵だった！

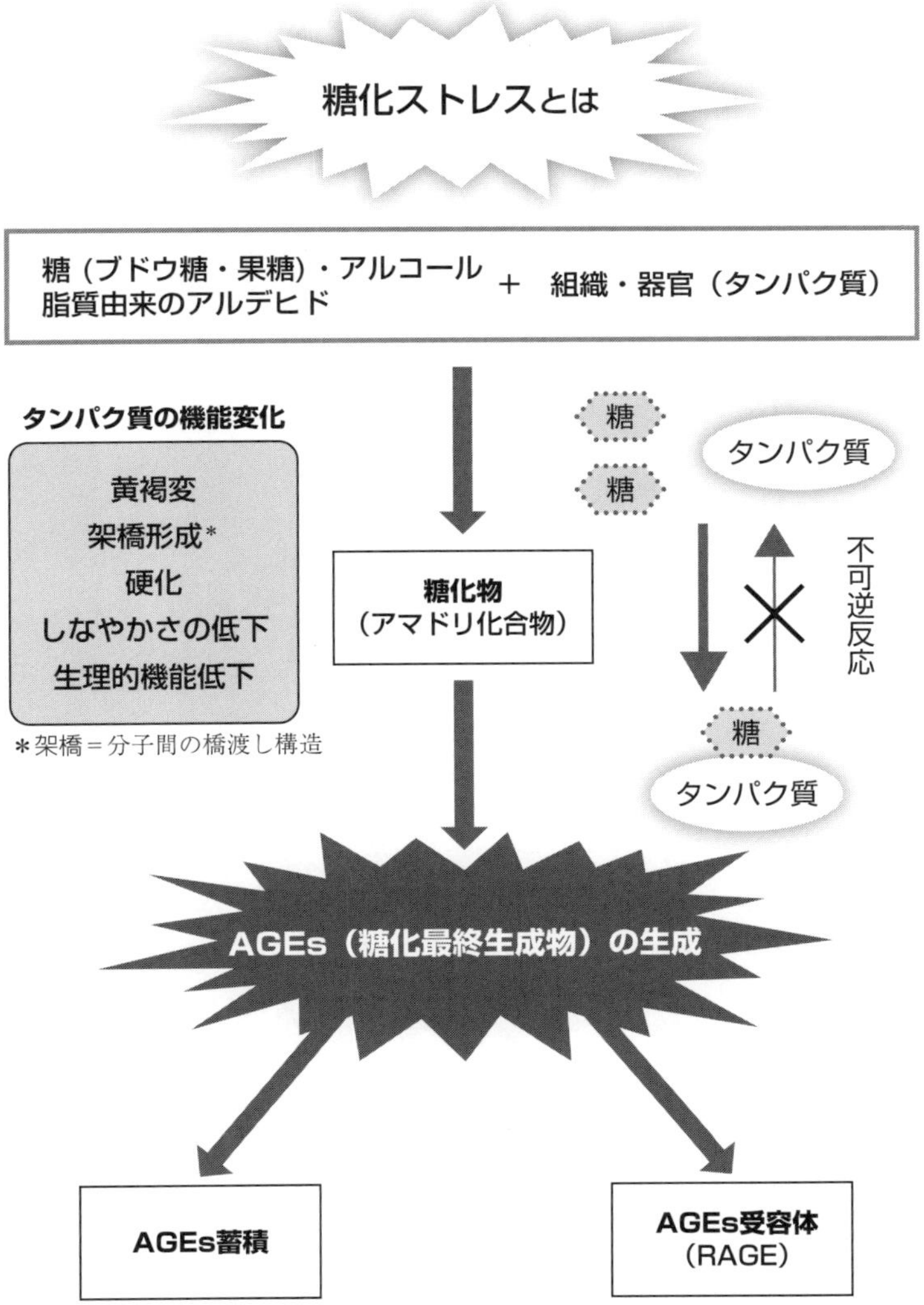

60年前といえば、ほうきで掃除をしていましたし、旧式の洗濯機は手動ローラーで絞って脱水する形式でした。今は人の労力を極力必要としない家電を使うのが当たり前です。

さらに、マイカーの普及や公共交通機関の発達、エスカレーターはもちろん、動く歩道などによって、人は50年前、60年前に比べて自力で歩かなくなりました。

豊かな食事情、運動量の激減の影響で、現代人は糖化ストレスにさらされています。

酸化ストレスについては、「酸化」という要因に対して、「紫外線を避ける」であったり、抗酸化物質のしくみなどもわかってきたので、対処することができるようになりました。

しかし、糖化ストレスについては、まだしくみが十分にわかっていません。糖化は私たちの目的であるアンチエイジングの最大の敵なのです。

2 肥満と脂肪と老化の関係
——敵にも味方にもなる悩ましい存在「脂肪」

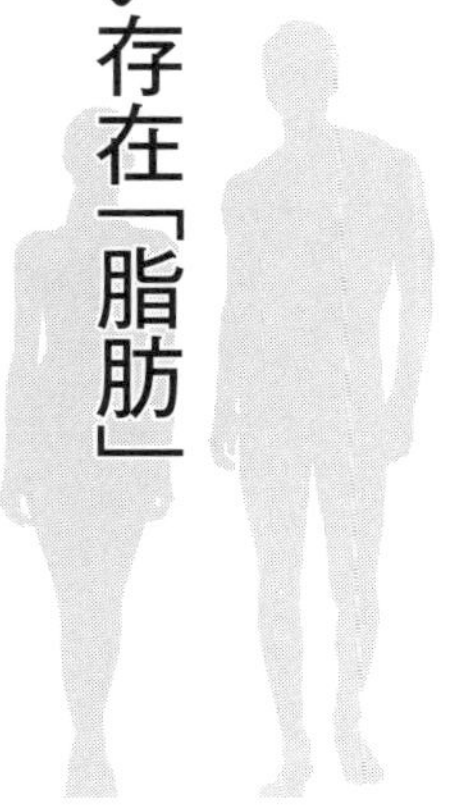

●脂肪は意外にいいヤツだった？

先ほど74ページのところで、糖化の要因に食料の摂取の変化があり、以前と比べて脂肪の摂取割合が増えていると指摘しました。

「肥満は病気のおおもと」のようにいわれるためか、脂肪＝悪者の扱いをされますが、脂肪そのものは人の体にとって味方であることは知っておいてほしいと思います。

もともと脂肪はどんな働きをしているのかというと、人間の体を守っているものです。たとえば、寒さから体を防ぐとか、座ったときのクッションの働きをしています。

また、脂肪細胞がいろいろな物質を出すことによって感染から体を守ったり、出血を抑える働きもしています。動脈硬化を防ぐような物質もつくっています。

とくにいえるのは、90歳とか100歳のような高齢者になってくると、脂肪が少ない人のほうが、いろいろな症状を発生しやすくなることです。

というのは、**脂肪は酸化されやすい性質を持っているので、脂肪自身が酸化されることで、タンパク質やDNAが酸化して体が傷つく状態を防いでくれます。**脂肪は身代わりになってくれているのです。

たとえば、DNAが酸化によって損傷してしまうと、それががんの原因になることがあります。がんのプロモーターといって、がんを起こしやすいところが刺激を受けたり、あるいはがん抑制遺伝子が損傷を受けて、抑制がほとんどできなくなってくると、がん細胞が増えてきます。

痩せている人の遺伝子がダイレクトに損傷すると、痩せていて脂肪が守ってくれないことで、確率的にがんに関係する部分がやられやすくなって、がん細胞が増えます。

つまり、**がんについては小太りの人のほうが確率的に有利（守られやすい）**ということです。

もちろん確率的な話であって、太っている人ががんに罹らないということではありませんが、常に悪者となりがちな脂肪の意外な一面といえるのではないでしょうか。

Column 2

無理なダイエットでリバウンドする理由

人間の脂肪細胞には、「白色脂肪細胞」と「褐色脂肪細胞」がありますが、太ってくると褐色脂肪細胞が少なくなります。

また、褐色脂肪細胞は加齢やストレス、高血糖でも減ってきます。

褐色脂肪細胞は寒い地方の人に多く、男性よりも女性に多いという特徴があります。

褐色脂肪細胞は発熱するので、褐色脂肪細胞が多ければ寒さにも強くなり、種の保存のように女性を守っているといえます。

ところが、女性が極端なダイエットをすると、この褐色脂肪細胞は減ってしまいます。褐色脂肪細胞が多くあったほうが基礎代謝が高いので、褐色脂肪細胞が減ってしまうということは太りやすく、またリバウンドしやすくなるということです。

無理なダイエットで痩せようとすると、人の体は「安静時にエネルギーを使って熱を出していては、きっと環境がきびしくなる時代に生き残れない」と判断して褐色脂肪細胞を減らそうとするために、基礎代謝が低くなります。だからリバウンドしてしまうのです。この作用は、男性よりも女性に強く表われます。

かといって、肥満で脂肪細胞の中に脂肪が溜まりすぎてしまうと、動脈硬化を防ぐサイトカインというタンパク質も減ってしまいますし、体に悪さをして炎症や血栓をつくりやすくするといった問題を起こします。

結局、「太りすぎず、痩せすぎず、バランスをとることが大事」ということです。

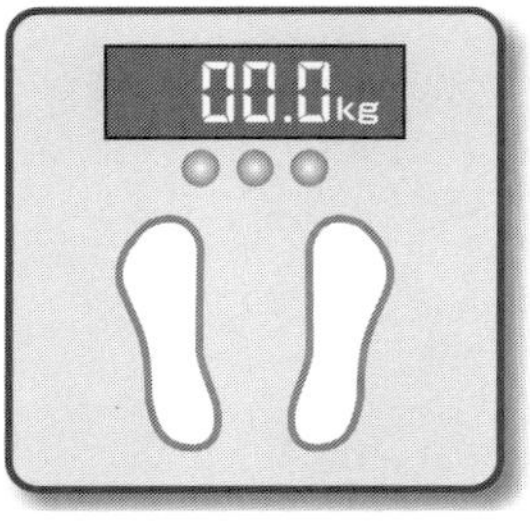

●脂肪が多すぎるとどうなるか、少なすぎるとどうなるか

では、どのくらいの脂肪だと過剰なのでしょうか。

体脂肪率でいうと、30％を超えてくるといろいろな弊害が起こります。肥満を見る場合には、BMIと呼ばれる指標があって、次の式で指数を計算します。

BMI＝体重（kg）÷（身長m×身長m）

健康診断の結果表に明記されているので、ピンとくる人も多いことでしょう。

BMI指数でいうと、適正体重は22のときに最も病気になりにくくなるといわれています。ただ、BMI指数は低くても、肥満を疑われる人は少なくありません。**肥満の人の体脂肪率、すなわち体脂肪量（kg）÷体重（kg）×100は、だいたい30〜50％になっている場合が多い**ようです。

体脂肪の大部分は脂肪ですから、それがよくありません。

なにがよくないのかというと、**脂肪が多すぎると動脈硬化の促進要因にもなりかねない中性脂肪も多いので、そこから老化を早めるAGEs（糖化最終生成物）をつくり出すアルデヒドができてしまいます。**

ちなみに、中性脂肪だけでなく、健康診断の検査項目の1つ、ＬＤＬコレステロール値が高いケースも要注意です。ＬＤＬコレステロールは悪玉コレステロールといわれるもので、これからもアルデヒドができ、脂質異常症を招きます。

脂肪が多いということは、過剰に脂肪を摂っているからそうなるので、脂肪由来の糖化ストレスが強い状態です。基本的に肥満が悪いのは、それが1つの理由です。

もう1つは、脂肪はアディポサイトカインという物質も10～20種類くらい出します。

このうち善玉とされているのがアディポネクチンといって、インスリンの働きを助けて動脈硬化を抑えます。

しかし、脂肪が溜まるとアディポネクチンが減ってインスリンの効きが悪くなり、食後高血糖になりやすくなります。こうなると心筋梗塞や脳卒中の引き金となる「血糖スパイク」も生じやすくなるのです（血糖スパイクについては87ページで解説します）。

肥満になると、中性脂肪が多くて直接アルデヒドも出すし、血糖スパイクも起こしやすいというところが一番大きな問題で、万病のもとになるということです。

3 タンパク質の糖化はあらゆる疾患をつくり出す

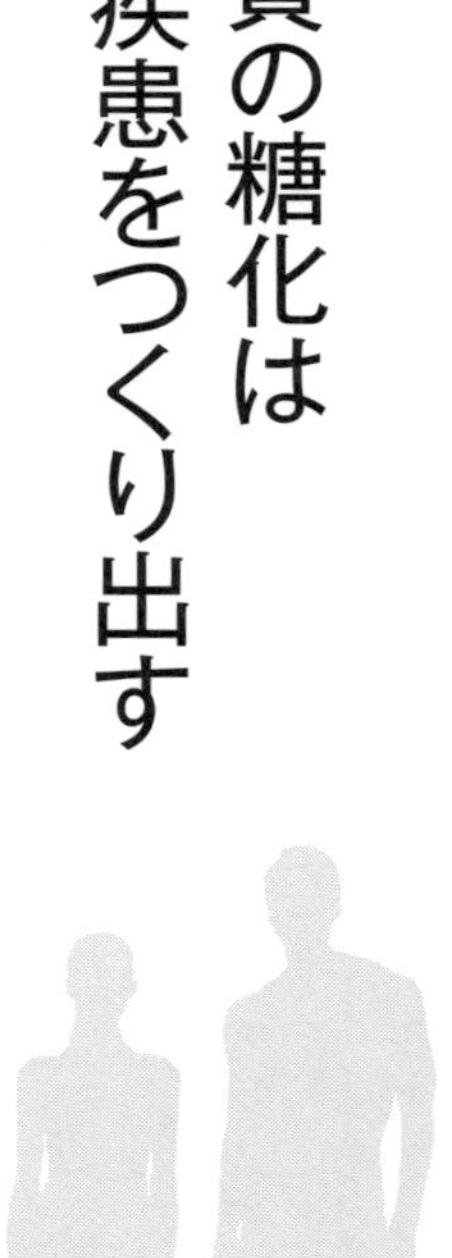

●自分の体をこんがりさせてはいけません！

ここは大事なところなので、繰り返しお伝えします。現代人の最大の敵は糖化ストレスであり、これからは糖化ストレスと闘う時代です。

なぜなら、**「糖化ストレスが強いことで起こる疾患」がものすごく増えている**からです。

もともと糖化反応、厳密には「メイラード反応」といいますが、これは1912年にフランスの科学者メイラードが発見した反応です。小麦粉の中のデンプン（炭水化物）と3～5％くらいのタンパク質が、熱を加えることで糖化したきつね色の生成物ができます。

ホットケーキ、お好み焼き、たこ焼き、これらはすべて糖化反応による食べものです。糖化反応は食品を香ばしさでおいしくするだけでなく、味噌・醤油などの風味の改善にも役立ちます。

調理などをするうえではありがたい糖化反応ですが、人間の体内でタンパク質と糖との反応によってコゲさせる糖化反応は、糖尿病、高脂血症、肥満、メタボといった、さまざまな疾患をつくり出します。こちらはいただけません。

●究極の生成物「AGEs」は糖化によってつくられる

タンパク質の糖化によってつくられる最終生成物のことを**AGEs**《エージーイー》（Advanced Glycation End Products）といいます。

AGEsの中には、よいAGEsもあれば、悪いAGEsもあります。

よいAGEsには、香ばしい味噌や醤油などがあり、風味をよくします。

精進料理として食していた僧侶に長寿者が多いことから長寿食ともいわれている豆腐も、じつは糖化生成物です。豆腐の中にはAGEsがいっぱい含まれていて、AGEsを全部除去すると「まずい豆腐、一丁あがり！」になってしまうほどです。

そのほか、抗酸化や他の部分の糖化を防ぐAGEsもあります。AGEsといっても、善玉の存在もたくさんあるのです。

なお、AGEsには200～300種類がありますが、現在、すべてが解明されているわけではありません。まだまだ研究途上なのです。

●ＡＧＥｓができる原因はいろいろ

ＡＧＥｓというと、当初は糖尿病の合併症などが糖化によって起こるので、血糖だけの問題かと思われていました。

ところが、実際にＡＧＥｓを測ってみると、もちろん血糖値が高い人や食後高血糖（血糖スパイク）になる人も多いのですが、中性脂肪が多い人もＡＧＥｓが多いことがわかりました。

とくにお酒を飲むと顔が赤くなる人の場合、アルコールからできるアルデヒドが原因であることが突き止められています。アルデヒドとタンパク質が反応し、どんどんＡＧＥｓができてくるのです。逆に、お酒を飲んでも顔が赤くならない人はアルデヒドを分解する酵素の強い人。そういう人は糖化ストレスに有利といえます。

老化の因子の7割の要因は後天的なものですが、親譲りの要素も3割あります。糖化ストレスの原因であるアルデヒドを分解する酵素は遺伝するのです。

もし飲み会で顔を赤くしている仲間を見かけたら、「君は老化を促進させるアルデヒドを分解する酵素をあまり持ってないと思うから、お酒に対しては人一倍気をつけなければいけないよ」と忠告してあげましょう。

また、当然ですが糖分の摂りすぎはよくありません。**空腹時血糖が高いと糖尿病につながることはよく知られていますが、食後の血糖値が急速に上がる食後高血糖も問題があることがわかってきました。**

食後の血糖値は通常、測ることがないため当人にはわかりにくいのですが、皮膚からAGEsの値を測ることができる「AGEリーダー」「AGEセンサ」という器具でチェックするとすぐにわかります。

これで測ると、健康診断で調べる空腹時血糖では「問題なし」といわれた人でも、食後高血糖に該当するケースがあります。

悪い生活習慣がある場合、20代、40代、60代と年齢が上がるにつれてAGEsの値も上がります。糖分の摂りすぎのほか、睡眠不足の人や喫煙者も要注意です。

●体の改善はちょっとした心がけ

私自身は3か月に1回、AGEsの値を測っています。よいときで1・6くらい（これはAGEリーダーで測定した皮膚の蛍光強度の目安なので「単位」はありません）、悪いときは2・2くらいの数値になります。

「AGEs2・2」というのは、私にとって相当悪い数値ですが、そこから気持ちを入れ替えて生活習慣をよくすれば、またよい数値に戻っていきます。少し悪い数値が出ても、すぐに「よい数値に戻そう！」と思う気持ちが大事です。

これは「体重を測ったらベスト体重より増えていたから数日はお菓子を食べるのを控えるようにする」、そうした心がけと同じです。今の自分の体の状態が判断できるように定期的に検査を行ない、ベストの状態に戻したり保つようにするのです。

さて、自分の体をベストの状態に戻すのも大事ですが、「なぜ悪い数値が出たのか」と原因を探るのも大切なことです。

「好物のメロンパンを毎日食べ続けてしまった」「歩ける距離なのにタクシーを使ってしまった」「飲み会の後にシメのラーメンを食べてしまった」「忙しくて就寝時刻が遅くなっている。寝不足だ」……。

こうしたことを反省して、「メロンパンは月に5個以下にする」「目的地が2㎞以内の場合は歩くようにする」「ラーメンを食べた翌日はジムに行く」「遅くとも0時までには寝る努力をする」といったことを心がけることです。

かくいう私も日々努力しています。一例をあげると、「お酒を飲んだ後のシメのラーメン」は血糖値がかなり高くなるので年に2回までに、行き先が建物の4階までであれば極力エスカレー

◉健康な状態と血糖スパイクを比較すると……

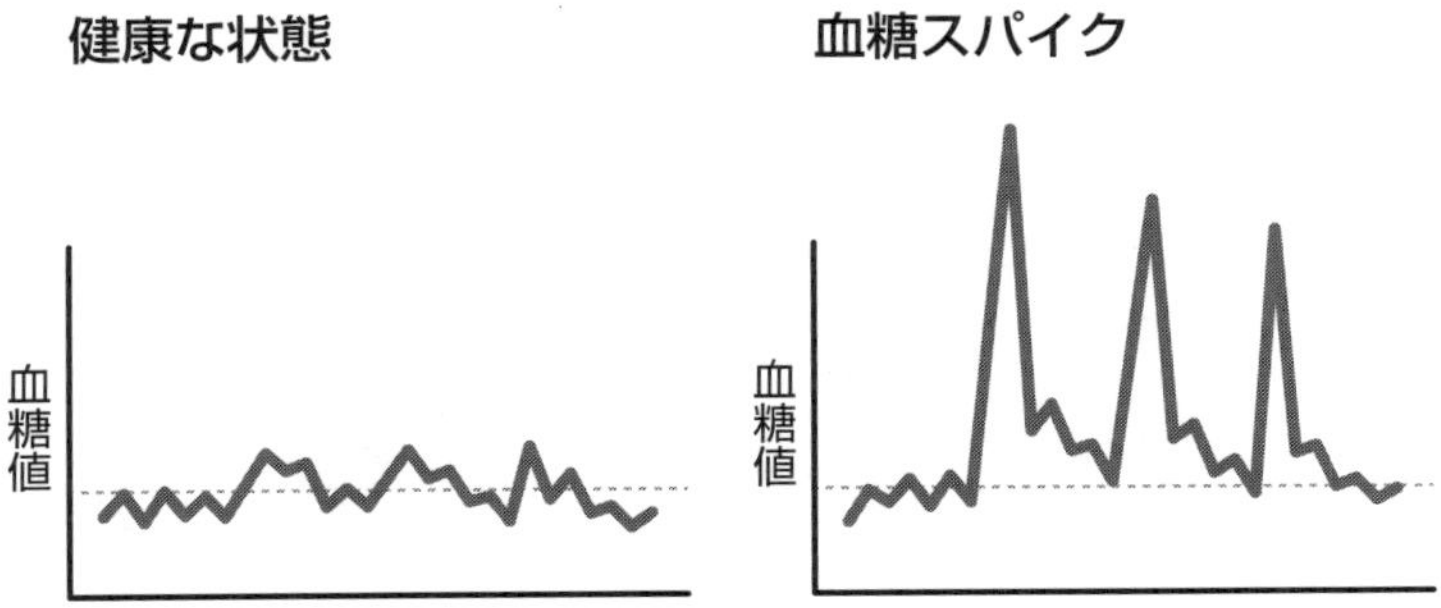

ターではなく階段で昇っています。**悪い生活習慣が積み重なっていくと、血糖値もどんどん高くなります。**ちょっとしたふだんの行動を無理なく修正して、状態の悪化を防ぐようにしましょう。

●「血糖スパイク」にも要注意！

血糖スパイクという言葉が最近、非常に注目されています。血糖スパイクとは、食後に血糖値が急激に上がる症状のことです。

健康診断では通常、空腹時血糖しか測りませんから、これまでは血糖スパイクという存在そのものが、ほとんど知られていませんでした。

血糖スパイクは「急激な血糖値上昇」というだけで、厳密な定義はありません。ただ、**食後に血糖値が１４０を超えるようだと血糖スパイクに入るといってもよいでしょう。**

●アルデヒドスパークこそ糖化につながる

血糖スパイクのしくみについて、私は以下のように考えています。

まず、**血糖スパイクをきっかけに、いろいろなアルデヒドが連鎖反応的に大量に生まれる「アルデヒドスパーク」が起こります**（次ページ図参照。アルデヒドスパークは筆者の造語です）。

さらに大量に生まれたアルデヒドがタンパク質を変性させ、最終的にＡＧＥｓになって体の中の組織や細胞に溜まって蓄積していくのです。**これが「コゲ」となって体を老化させます。**

最近は血糖スパイクがテレビ、雑誌、書籍などでも盛んに取り上げられ、体に悪い影響を与えていることは認知されてきました。しかし、その原因まではわかっていませんでしたが、ようやく、「この血糖スパイクによってアルデヒドが急増（アルデヒドスパーク）している！」ということまで私の研究でつかむことができました。

つまり、**アルデヒドによるタンパク質の糖化こそ、血糖スパイクの悪影響につながっていること**がわかってきたのです。

細胞には遺伝子があるので、遺伝子もＡＧＥｓの蓄積で損傷して変化を起こします。遺伝子の

◉血糖スパイクがアルデヒドスパークを誘発！

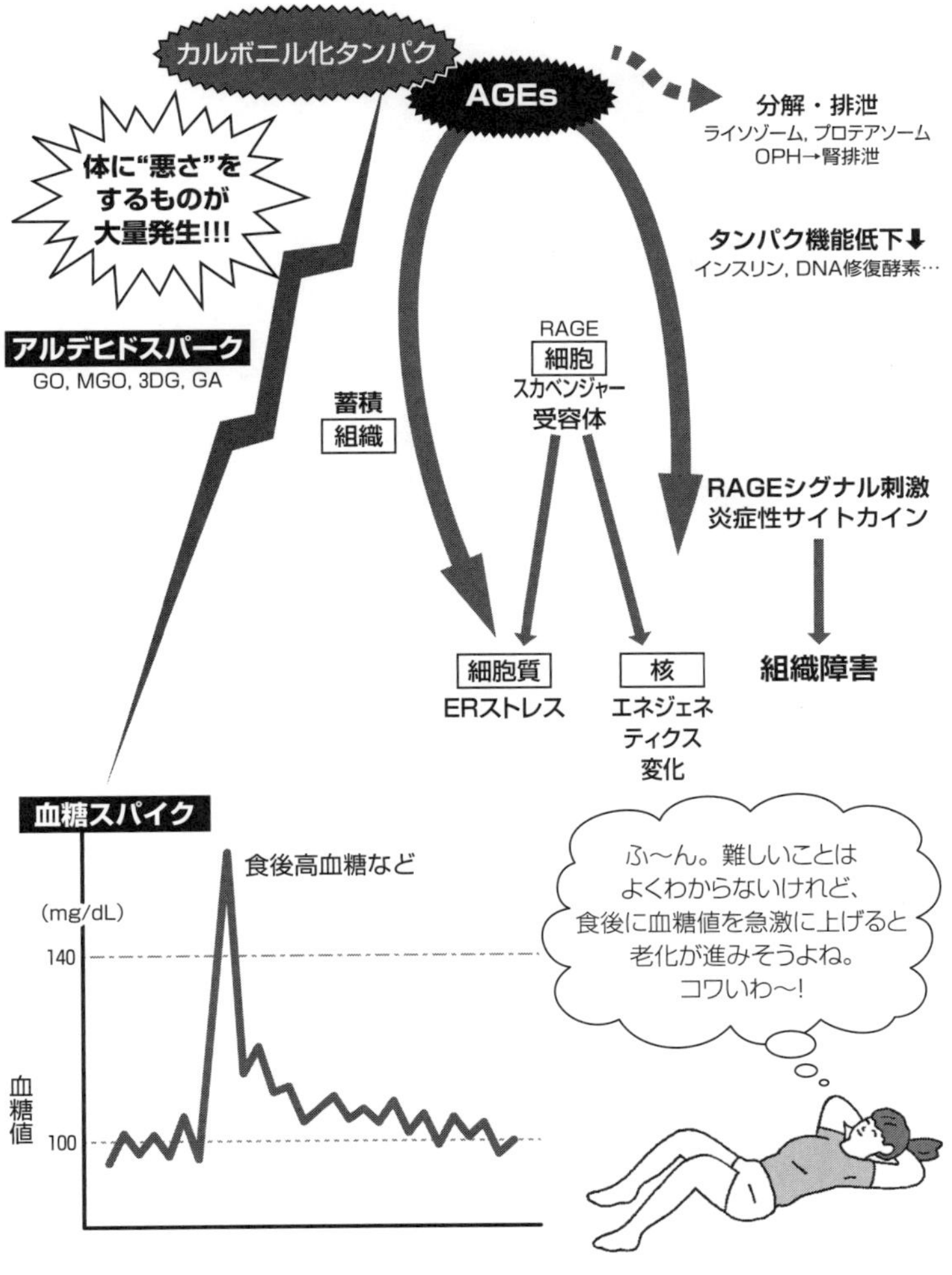

出典：Yagi M, et al: Glycative Stress Research 5: 151-162, 2018をもとに作成

情報は親から子に譲り渡されますから、そこで再び問題を起こします。

また、ＡＧＥｓが細胞のレセプター（受容体）にくっつくと、細胞内でいろいろなシグナルが出て炎症性のサイトカインという物質（タンパク質）を出します。本来、炎症は体内に侵入した細菌やウィルスをやっつけるために発症する防御機構です。ところが、細菌やウィルスがいないにもかかわらず炎症性サイトカインが出てくると、組織障害が起き、**アルツハイマー病も進行しやすくなります。**つまり、日常生活に支障をきたしてしまうのです。

●タンパク質のあるところには糖化の影響が生じやすい

糖化の問題点は、「タンパク質との反応」ということにもあります。

タンパク質には構成タンパク質と機能性タンパク質があります。

構成タンパク質は皮膚や骨を構成していますが、糖化はタンパク質の機能には影響しません。

一方、機能性タンパク質には、たとえばインスリンがあります。インスリンは血糖を下げる働きのあるホルモンですが、糖化の影響を受けます。

インスリンが糖化によって「糖化インスリン」になると、インスリンとしての機能が失われます。インスリンは出ていてもインスリンの働きをしていないのです。**糖尿病患者の2割くらいが**

糖化インスリンに該当するとされていますが、糖尿病の専門医にもあまり知られていません。

生命の営みに不可欠な存在である「酵素」もタンパク質です。体の中にはいろいろな酵素があって、さまざまな体の反応をつかさどっています。

酵素が糖化して本来の機能が失われると、その悪影響が体に生じます。

たとえば、「DNA修復酵素」は、酸化により損傷を受けたDNAを修復する酵素です。これが糖化すると、活性が失われてDNAが修復されにくくなり、がんが発症する確率が上がると考えられます。

また、細胞の中で最も重要で大量に存在する酵素「GAPDH」（グリセルアルデヒド3リン酸脱水素酵素）も、糖化によって活性が低下することがわかっています。

GAPDHの活性が低下すると、グリセルアルデヒドという非常に毒性が強いアルデヒドが増加します。

このアルデヒドが手当たり次第に周囲のタンパク質と反応します。手はじめには血管壁の内側にある内皮細胞の傷害で、これにより動脈硬化が進みやすくなります。

GAPDHは腎臓に多いので、腎機能が低下するとGAPDH活性も著しく低下します。腎不全患者では、このため、動脈硬化、皮膚色素沈着、骨粗しょう症などアルデヒドによる障害リスクが増えてしまいます。

4 白内障、コグニ（認知症）……老化現象すべてに影響する糖化ストレス

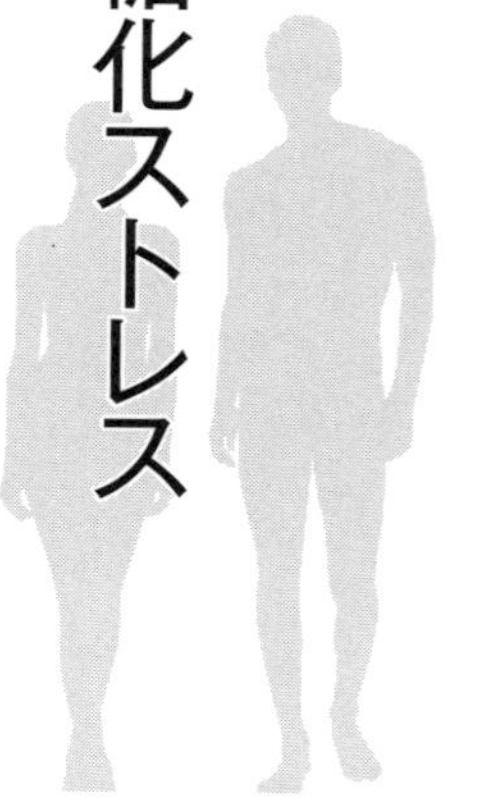

●糖化ストレスが強いと白内障になりやすい

糖化ストレスは目の病気とも関係があります。代表例が白内障です。

目にはレンズがあって、そのレンズにはクリスタリンという透明なタンパク質があります。このタンパク質が糖化すると濁ってきます。ですから、**白内障は糖尿病の人や太っている人、つまり糖化ストレスが強い人がなりやすいといえます。**

目の病気でいえば、高齢者に多い加齢黄斑変性症は、網膜にドルーゼンという物質が溜まって起きる病気ですが、これもタンパク質が酸化したり糖化したりする異常タンパク質によって生じます。

加齢黄斑変性症はｉＰＳ細胞で網膜を替える手術で治療できる可能性がありますが、基本的に

は生活習慣病ですから、日常生活での予防が大事です。

●コグニ（認知症）の発症率も大幅にアップしてしまう

コグニ（認知症）にも糖化ストレスが大きく影響します。

コグニは原因によって大きく「アルツハイマー型」「レビー小体型」「血管性」の3種類に分けられます。

日本で症例が多い記憶障害などが進行する「アルツハイマー型」のコグニは、脳細胞にβアミロイドやタウタンパクというタンパク質が脳細胞に溜まって神経細胞が減少することで起こります。

じつのところ70～80歳でこれらが脳細胞に溜まった状態にある人は大勢いるのですが、多くの人は発症しません。症状が出やすいのは糖尿病などの持病がある人です。

βアミロイドやタウタンパクを糖化させてしまうと毒性の強い物質に変成して局所で炎症を起こします。糖尿病患者のアルツハイマー型コグニの発症率は、糖尿病がない人に比べて3～4倍以上になります。

幻覚や転倒等が起きやすい「レビー小体型」の「レビー小体」とは、もともとパーキンソン病で見つかった異常タンパク質ですが、これは糖化したタンパク質であることが最近わかりました。レビー小体がパーキンソン症状を出すような場所にたくさんあると、パーキンソン症状になることが知られています。また、レビー小体が脳細胞にたくさん溜まるとアルツハイマー型になるともいわれています。

歩行や言語に障害をきたす「血管性」のコグニは、脳梗塞、脳出血、くも膜下出血等を起因しますが、これらの疾患の背景には動脈硬化があり、動脈硬化は糖化と関係しています。

●骨や関節、肌の衰えの原因にもなる糖化

骨強度が低下して骨折しやすい状態になる骨粗しょう症も糖化と関係しています。

骨の重さの3分の1はタンパク質できていて、若さの源であるコラーゲンもタンパク質です。骨のタンパク質が糖化すると骨は折れやすくなります。骨粗しょう症のほか、糖尿病の患者さんも骨のタンパク質が糖化しているため、骨は折れやすい状態になっています。

関節でいえば変形性関節症も糖化の影響を受けています。プロテオグリカンというクッションの役割をしている糖鎖タンパクが糖化すると関節機能が失われてきたり、関節腔内でマクロファ

◉糖化ストレスが生体に及ぼす影響

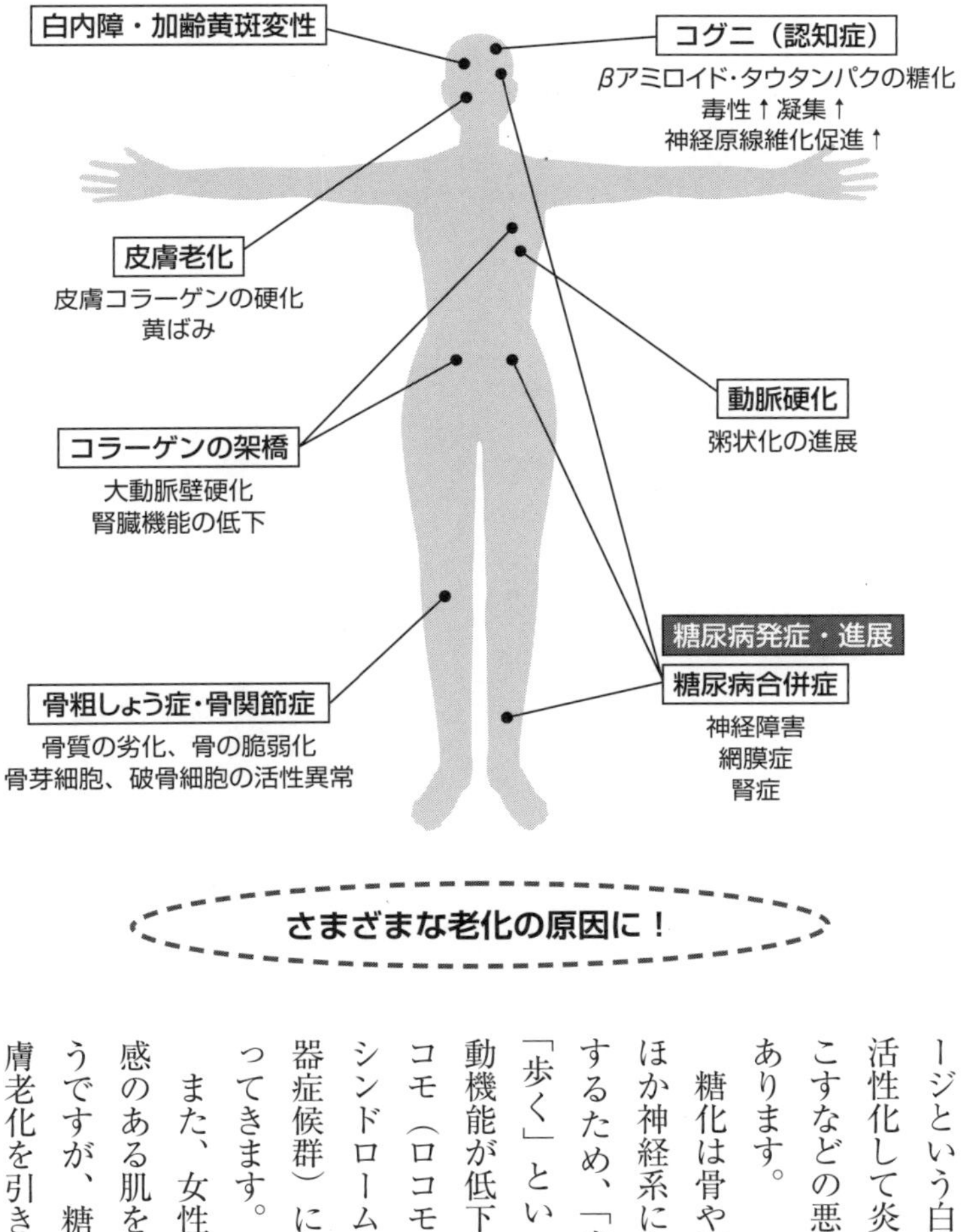

ージという白血球が活性化して炎症を起こすなどの悪影響があります。

糖化は骨や関節のほか神経系にも影響するため、「立つ」「歩く」といった移動機能が低下するロコモ（ロコモティブシンドローム：運動器症候群）にも関わってきます。

また、女性は透明感のある肌を望むようですが、糖化は皮膚老化を引き起こします。皮膚老化の6~7割は光による老化＝酸化が原因ですが、残りは糖化の影響大です。皮膚のコラーゲンが糖化すると老化を早めるＡＧＥｓが溜まります。ＡＧＥｓはホットケーキのようにきつね色です。**ＡＧＥｓが皮膚に溜まると黄ばんだ肌になります**。

さらに、それまで自由に動いていたコラーゲン繊維が固定されて皮膚が硬くなる架橋形成も生じます。糖尿病の患者さんの皮膚が硬くなるのは、このためです。

糖尿病とその予備軍の人にとって糖化ストレスは恐るべき存在です。腎症、神経症、網膜症などの合併症を引き起こしますし、前記した白内障や皮膚老化も進行させます。

糖化によって生じるＡＧＥｓはインスリンをつくる膵臓のβ細胞にも作用し、インスリン産生を減らしてしまいます。

つまり、糖化ストレスは糖尿病の発症前から膵臓にダメージを与え、インスリンをつくれない状況に追い込み、ついには糖尿病を発症させてしまうのです。そして、軽症糖尿病から重度の糖尿病へと病気の段階が進行します。

以上のように、**糖化は老化現象すべてに影響しますが、なかでも「分子レベルで影響する」という点に糖化の怖さがあります**。

Column 3

体の機能は「危険遺伝子」と相互関係にある

ここまでをお読みになられたらわかるとおり、血管年齢や骨年齢といった「機能年齢」と、「老化危険遺伝子」である糖化ストレスや酸化ストレスは相互に影響し合っています。

たとえば、ホルモン年齢が高くなって、質のよい睡眠を取るために必要なメラトニンの生成が落ちてくると、糖化ストレスが強まります。

逆に、糖化ストレスによってホルモンをつくる細胞が機能を失ってくることもあります。

「タバコを吸って動脈硬化が進行してしまう」という状態は、酸化ストレスによって動脈硬化が促進するともいえますし、脳神経細胞が酸化すると死ぬ確率が高くなるとも言い換えられます。

脳神経細胞は非常に長生きな細胞で、場合によっては人が生まれてから死ぬまで、ずっと同じ細胞が生き続けていることもあります。それでも30歳を過ぎると、細胞の中に老廃物が溜まって1日に10万～15万個が死んでいきます。

この老廃物はどのようにしてできるかというと、体の中のタンパク質や脂肪が酸化・糖化した悪影響によるものです。

◉若さ・老化を評価するために

老化度の判定

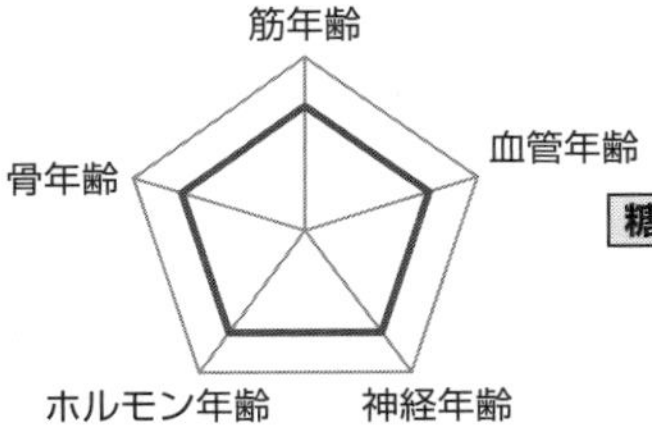

老化の危険因子

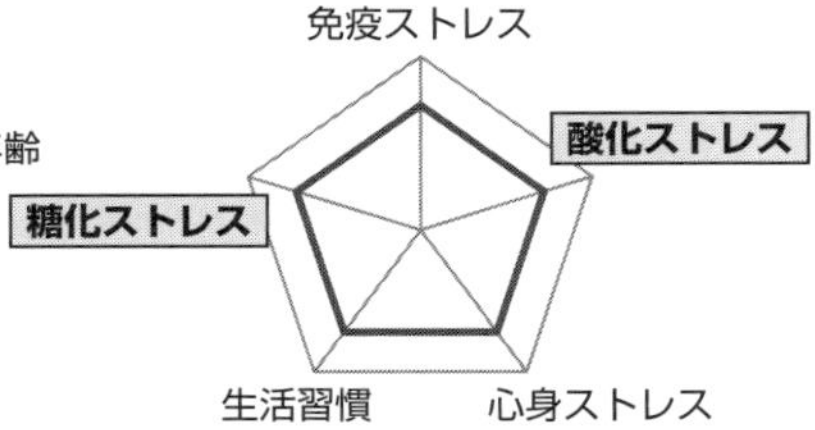

5 糖化ストレスはどうすれば改善できるのか

●人間には糖化タンパク質を分解・排泄する機能もあるが……

では、糖化タンパク質は細胞に蓄積するばかりなのかというと、そうではありません。

私たちの体には、タンパク分解酵素やプロテアソームという細胞内小器官などが備わっており、これらで糖化タンパク質を分解しています。

ただし、**あまりに糖化タンパク質の量が多くなりすぎると分解は追いつかず、体に蓄積します。**

また、体には分解だけでなく、糖化タンパク質を排泄する機能もあります。腎臓から尿として排泄されるのです。ただし、これも**腎機能が落ちてくると糖化タンパク質は排泄されなくなってしまいます。**

腎不全で透析をしている患者さんの場合は、体の外にＡＧＥｓを排出することができなくなって体内に溜まってしまい、結果的に糖化ストレスが凝集された形になります。そうすると骨のコラーゲンが低下して骨も折れやすくなり、皮膚も色素沈着を起こします。さらに血管は動脈硬化が進むため、脳も損傷を受けやすくなってきます。

●再生医学に頼らず、早めに対応を

血糖値が100だとすると、その0・002％が、老化を早めるAGEsをつくり出してしまうアルデヒドです。

いくら体が新陳代謝によって対応するとはいえ、糖化ストレスが強すぎるとAGEsができるスピードが速すぎて、体外に排泄する量よりも溜まる量のほうが多くなります。

大切なのは早期の対応です。糖化ストレスを是正したり予防したりすることによって、病気や老化を先送りしましょう。

たとえば、いったん完成してしまったアルツハイマー病を根治するというのは、ほぼ不可能です。なぜなら、それはもう10年、20年、あるいは50年という長い歳月をかけた、脳のなかでつくられたネットワークによるものだからです。

したがって、いくら再生医学で新しい細胞を送り込んでも、一度こわれたネットワークは元に戻りません。

老化に関係する因子については、「早く見つけて、早くその芽を摘む」ことが重要です。糖化タンパク質が過剰に増えないように、次ページの表のような食品を、ぜひ意識して取り入れてください。ご覧のとおり、スーパーやコンビニで買えるものがたくさん含まれています。日々の食事やティータイムを工夫して、手軽にアンチエイジングを実践していきましょう。

◉AGEs生成を減らす食品（500種以上の食材からスクリーニング）

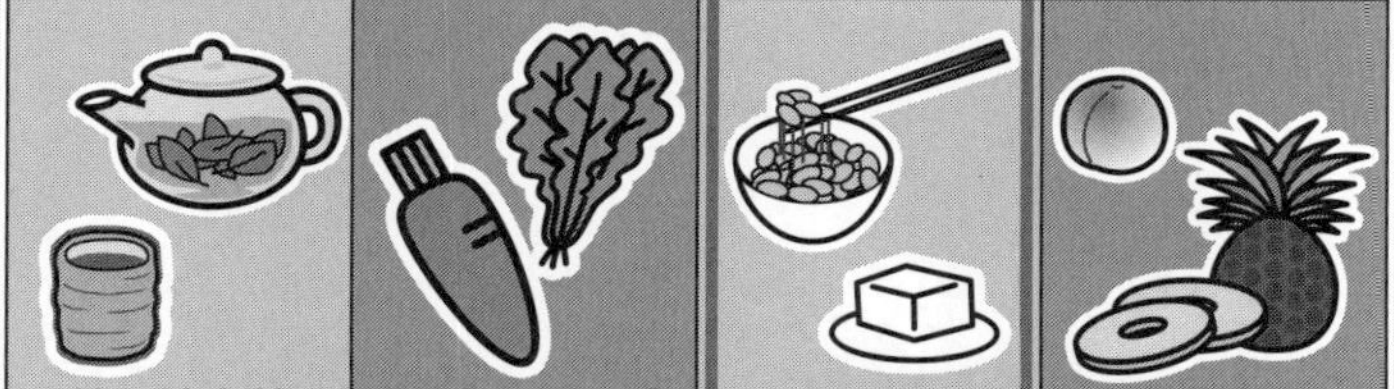

	茶・健康茶		野菜・ハーブ		発酵食品		フルーツ
1	玄米	1	モロヘイヤ	1	豆味噌	1	ライム
2	緑茶	2	新生姜	2	赤ワイン	2	かりん
3	甜茶	3	ヤーコン	3	ゴーダチーズ	3	マンゴスチン
4	クロモジ	4	ローズマリー	4	濃口醤油	4	パッションフルーツ
5	ドクダミ	5	ヨモギ粉	5	溜り醤油	5	リンゴ
6	ジャスミン	6	蓼（たで）	6	チェダーチーズ	6	イチゴ
7	ハマ茶	7	穂紫蘇(ほじそ)	7	米味噌	7	ブルーベリー
8	プーアール茶	8	サニーレタス	8	黒酢	8	さくらんぼ
9	烏龍茶	9	食用菊（花弁）	9	黒豆納豆	9	バナナ
10	ほうじ茶	10	ふきのとう(蕾)	10	米酢	10	イチジク

出典：Ishioka Y, et al: Glycative Stres Research 2: 22-34, 2015
Parengkuan L, et al：Anti-Aging Medicine 10：70-76, 2013
Hori M, et al: Anti-Aging Medicine 9: 135-148, 2012

Column 4

人類は今も進化している

2018年9月にモントリオールで開催された「国際メイラード学会」に参加した際、イントロ（導入部）で印象深いひと言を耳にしました。

「食品からのAGEs摂取習慣こそが人類の進化の秘訣かもしれない」。

霊長類の進化では、なぜ人類だけが50万〜80万年前から急速に進化したのかという謎があります。人の脳重量だけ大きくなっているのです。

それは、ちょうど人類が火を利用し始めた頃と一致します。その頃から人類は食品からAGEsを摂取するようになりました。その話の流れから、話し手はこう述べたのです。

このひと言を聴いて私は思いました。人類は数十万年前から糖化ストレスと闘い、それを味方にして進化を遂げてきたのではないかと。

ちょっと専門的な話になりますが、とくに老化を早めるAGEsをつくり出してしまうアルデヒドに対する人類の防御機構の発達は見事です。

糖をエネルギー源とする限り、毒性が強い「グリセルアルデヒド」ができることを細胞は知っている。そのために「GAPDH」というグリセルアルデヒドを効率よく減らす酵素を大量に備えているのに違いありません。

そして今、間違いなくいえるのは人類は進化し続けていることです。

数年前、国際学会の後の晩餐会でイスラエルから参加された御夫妻とテーブルが一緒になりました。

いつしか私の専門分野である糖化ストレス談義になり、食事もそっちのけで質問攻めになったのですが、ディナーは終盤のデザートに……。

すると、奥さまは突然思いついたようにチョコレートをパクパク食べ始めました。それを見たご主人は驚いて、「今、糖化の話を聞いたばかりじゃないか」とたしなめます。そこで奥様が一言、「これはトレーニングよ。糖化ストレスに強い身体をつくらなくっちゃ」。

さすがユダヤ人です。千年先の人類のことを考えたに違いありません。

第4章

食べ方を変えれば
老化を止めることができる

1 血糖に関わる食品のGI値とは

●食後の急激な血糖値の上昇は肥満を誘発する

健康診断のときに、私たちは血糖値を測ります。この血糖値は「空腹時の血糖値」、つまり、「食べていないときの血糖値」を測っているのです。

ところが、**最近、血糖値で話題になっているのは、血糖スパイクをもたらす「食後の高血糖」のほうです**（87ページ参照）。

次ページの図に示したように、私たちは食事をすると食べたものが体内で糖に変わり、それが血管中を流れます。このため誰でも食後は血糖値が上昇します。

糖分は本来、私たちの体内でエネルギーとなるという意味では味方ですが、食後、あまりに急激に血糖値が上昇すると（血糖スパイク）、体内で血糖値を抑えようとしてインスリンが大量に

◉食後の血糖値の変化を見ると

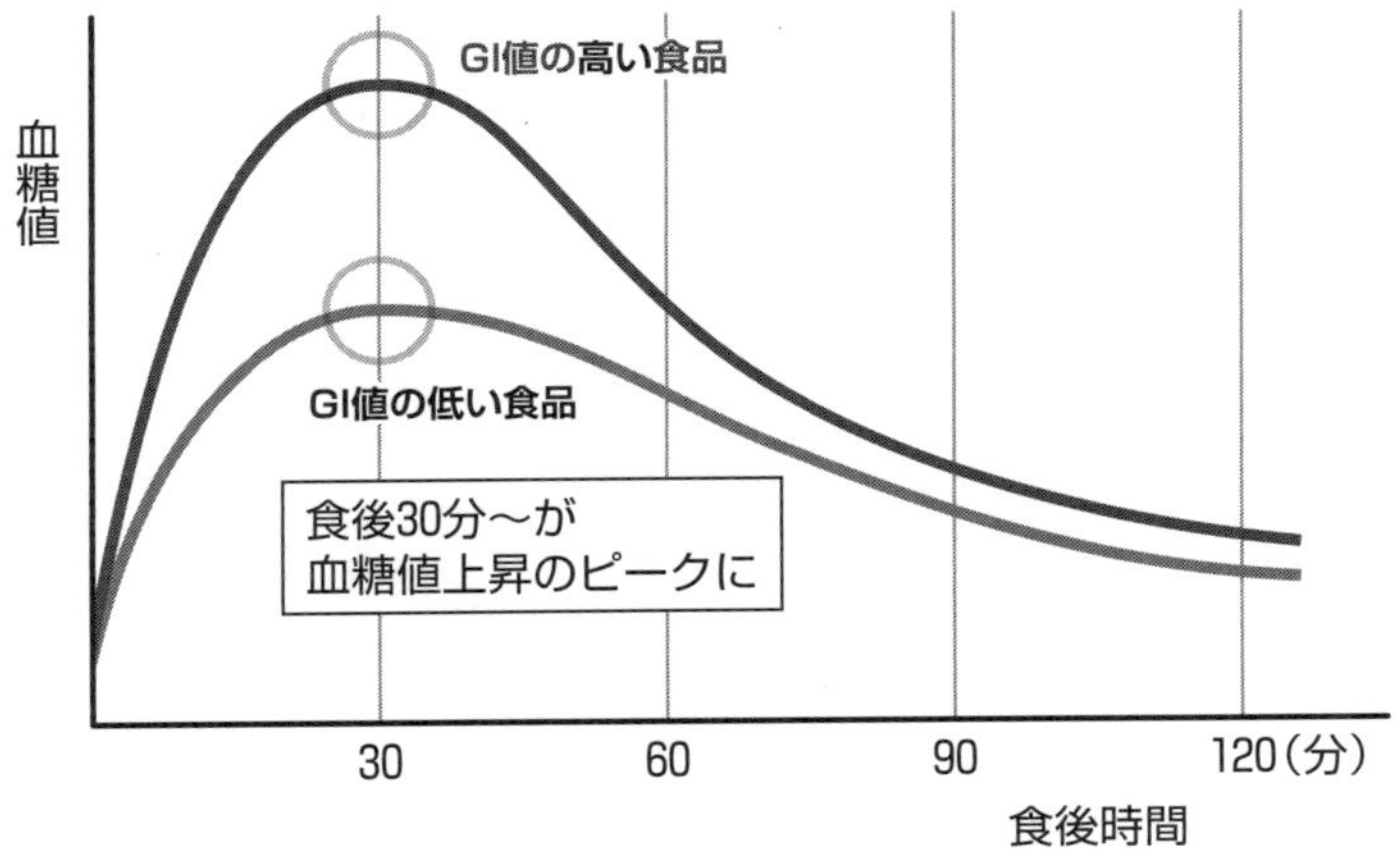

分泌されます。

インスリンは脂肪を増やし、脂肪細胞の分解を抑える働きをするので、**大量のインスリンの分泌は「肥満」を誘発する**のです。

食後に血糖値が上がるのは、どのような食物でも同じです。

ただ、食べ物によって、食後の血糖値を急に上げるもの、ゆるやかに上げるものがあります。

それを数値化したものが、食品のＧＩ値（Glycemic Index：グリセミック指数）と呼ばれるものです。

かんたんにいうと、**ＧＩ値の低い食べ物を食べていると食後の血糖の上昇をゆるやかにすることができ、肥満にもなりにくくなります。**アンチエイジングを志すものとしては、ぜひ知っておきたいことです。

●GI値の目安は？

GI値とは、食品が体内で糖に変わって、血糖値が上昇するスピードを計ったもので、GI値の低い食品は血糖値が急激に上がることを抑制し、GI値の高い食品は血糖値を急に上げてしまいます。

GI値は、食品の炭水化物50gを摂取した際の血糖値上昇の度合いを、ブドウ糖（グルコース）を100とした場合の相対値で表わしたものです。算出のしかたは、血糖値の時間変化をグラフに描き、その曲線が描く面積によって計算します。

GI値を算出するための図が次ページのもので（一部省略しています）、カナダ・トロント大学のジェンキンス博士が提唱しました。

何かを食べると血糖値が15分、30分と時間が経過するとともに上がり、そして徐々に下がっていきます。その面積でGI値を計算しているのです。

これをIAUC（＝Incremental area under the curve：上昇曲線下面積）といい、「検査食と基準食（ブドウ糖）のIAUCの面積」で比較します。

基準食のブドウ糖（グルコース）を50g摂ったときの面積（血糖値の上昇曲線面積）を100

◉「GI値」って、なんだ？

GI ＝Glycemic Index：グリセミック・インデックス

※IAUC：Incremental area under the curve

GI値 ＝ 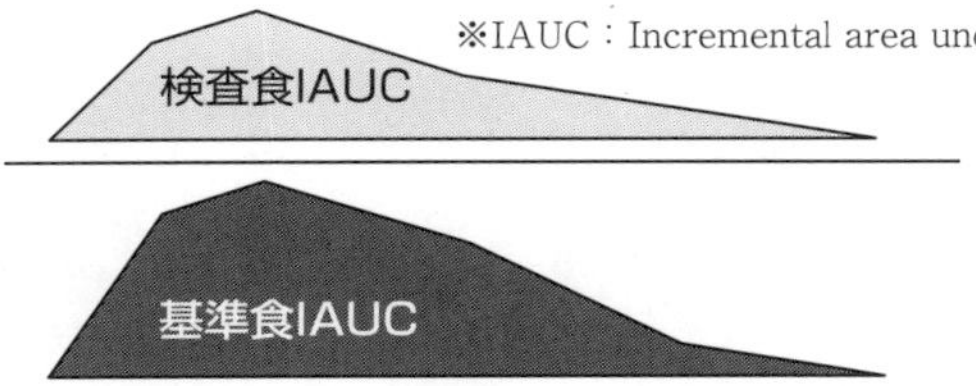

×100

$$\text{GI値} = \frac{\text{食品を摂取したときの血糖値上昇曲線の面積}}{\text{ブドウ糖を摂取したときの血糖値上昇曲線面積}} \times 100$$

とし、一般に次のような区分を目安にしています。

GＩ値が55以下……低GＩ
GＩ値が56〜69……中GＩ
GＩ値が70以上……高GＩ

ＧＩ値の見方は、値が低いほど血糖値の上昇スピードがゆっくりな（血糖値を急激に上げない）食品とされています。

つまり、血糖値が非常に上がりやすいブドウ糖を１００としたときに、それに対して炭水化物を50ｇだけ摂ったとき、血糖値がどの程度になるかということです。

たとえば、全粒パンならブドウ糖１００の面積に対し72％相当なので「ＧＩ値72」ですが、そら豆は「ＧＩ値29」と低めです。

このように血糖の上がりやすさをブドウ糖を１００として比べているのがＧＩ値なのです。

◉食品ごとのGI値の比較

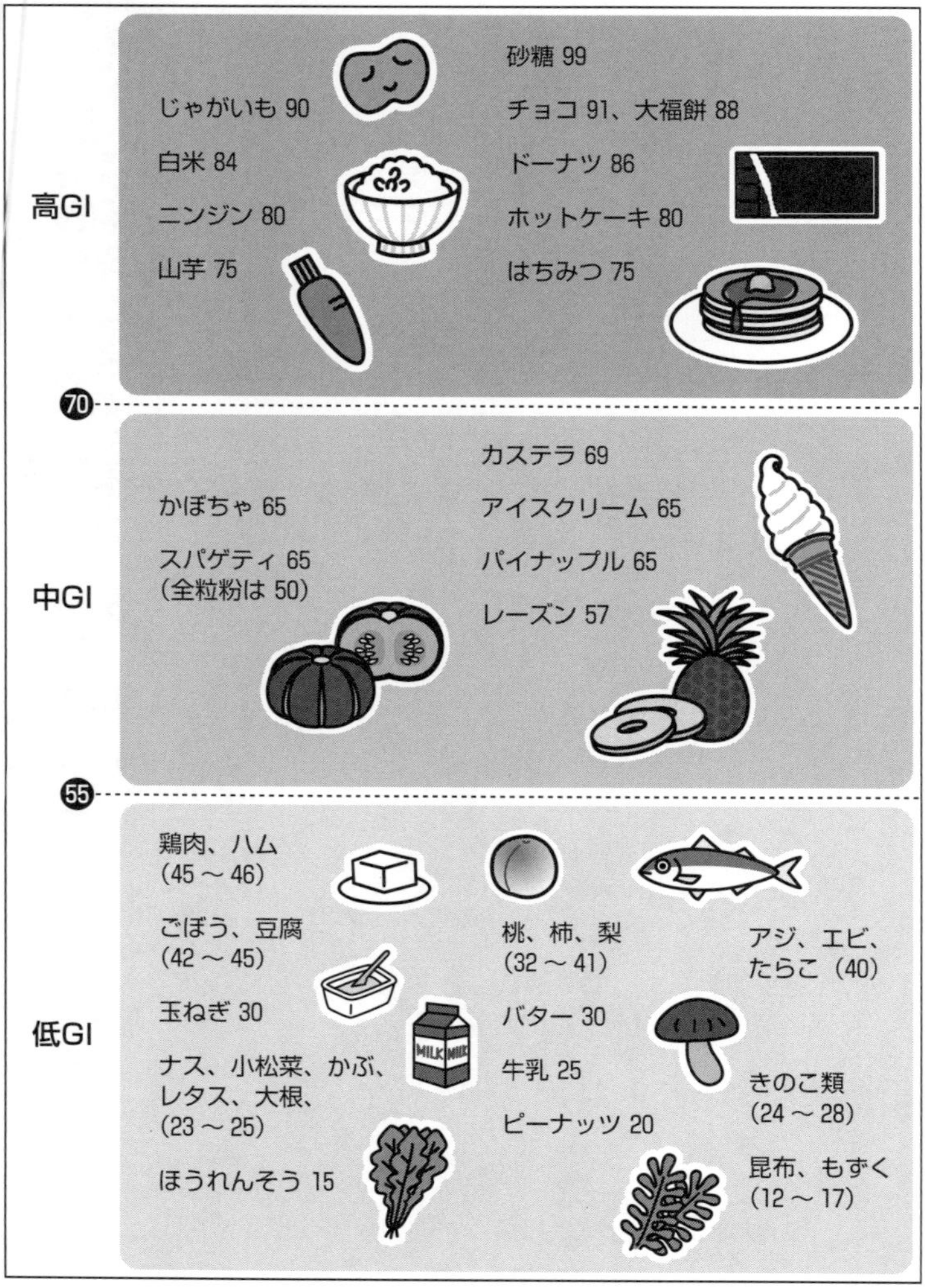
高GI
じゃがいも 90
白米 84
ニンジン 80
山芋 75
砂糖 99
チョコ 91、大福餅 88
ドーナツ 86
ホットケーキ 80
はちみつ 75
70
中GI
かぼちゃ 65
スパゲティ 65
（全粒粉は 50）
カステラ 69
アイスクリーム 65
パイナップル 65
レーズン 57
55
低GI
鶏肉、ハム
（45 ～ 46）
ごぼう、豆腐
（42 ～ 45）
玉ねぎ 30
ナス、小松菜、かぶ、
レタス、大根、
（23 ～ 25）
ほうれんそう 15
桃、柿、梨
（32 ～ 41）
バター 30
牛乳 25
ピーナッツ 20
アジ、エビ、
たらこ（40）
きのこ類
（24 ～ 28）
昆布、もずく
（12 ～ 17）
MILK

●血糖をコントロールするための目安として使うのが一般的

日本では、ジェンキンス博士が行なったGI値の基準ではなく、「日本GI研究会」という組織でいろいろな基準を決めて検査をした数値が使われています。

ですから、**「GI値」といっても世界共通規格ではありません。**

このため、私たちも日本GI研究会の基準に従って検査をしています。

違いとしては、たとえばブドウ糖（グルコース）50gではなく、サトウ食品が販売している電子レンジで加熱して食べる「サトウのごはん」（200g）が基準になっているのが面白いところです。

「サトウのごはん」は私たち研究者にとっても実験しやすい材料です。まず、「サトウのごはん」（200g）を加熱して食べます。実験においても、ふりかけや塩などはかけてもいいので、そうしたもので「サトウのごはん」（200g）を味付けして食べるのが基準です。

現在は、**「GI値は血糖をコントロールするための目安であって、絶対的な数字ではない」**という考え方が主流になっています。たとえば、糖尿病の医師は、血糖が上がりにくい食材の選別（スクリーニング）のためにGI値を使っているのが現実です。

●GI値より現実にフィットする「GL値」とは?

GI値を使う場合、注意すべき点があります。それは、ニンジンのような野菜の値が、思っている以上に非常に高い値になってしまう問題です。

ニンジンのGI値は80〜90と高い値になっています。

ただ、ニンジンには炭水化物がわずかしか含まれていませんから、基準(炭水化物50g)に合わせて大量にニンジンを食べることは考えにくいことです。GI値は現実に合わない面があります。

こうしてGI値が独り歩きするように表示されると弊害も起きます。

たとえば、栄養士さんが病院食としてニンジンを食材に使いたくても、ニンジンのGI値が80と表示されていると、ニンジンを使う理由を説明できなくなってしまうのです。

そうした現実との食い違いを改良するために、ハーバード大学の研究チームが新しく考え出したのが**GL値(Glycemic Load:グリセミック・ロード:負荷)**です。

これはGI値に、その食材に本来含まれる炭水化物の量を掛けたものです。G

$$\textbf{GL値}=\frac{\text{食品に含まれる炭水化物の量(g)×GI値}}{100}$$

L値の計算式は下の囲みのようになります。

食品に含まれる炭水化物の量は当然、食品によって異なります。その意味ではGI値よりもGL値のほうが現実的で、また理論的です。

囲みの中の式でニンジンのGL値を計算すると、炭水化物が少ないのでGL値は低く出ます。「現実にも合う」ということです。

108ページのGI値の表でもわかるように、白米のGI値は84ですが、GL値は29。スパゲティはGI値65に対してGL値は22、そして問題のニンジンはどうでしょうか。ニンジンのGI値は80と高GI食品でしたが、GL値で調べなおすと、たったの2です。

このようにGL値を使うと現実にも合い、みなさんが「なるほど！」と納得できるような数値が出るのですが、なぜか日本ではあまり使われていません。日本の場合、GI値に「サトウのごはん」を使うので計測しやすいということがあるのかもしれません。

ブドウ糖（グルコース）を飲むより、「ごはんを食べたときと比べてどうか？」としたほうが直感的にわかりやすい面もあります。

しかし、GI値は含まれる炭水化物の量だけでなく、人の年齢によっても全然違う値となります。たとえば20代の人と60代の人を比較すると、IAUCの面積が大きく違います。指標として考えると、**GI値は参考程度にしておかないと対策を間違え、弊害も起きがちです。**

2 血糖値を下げる食事の摂り方

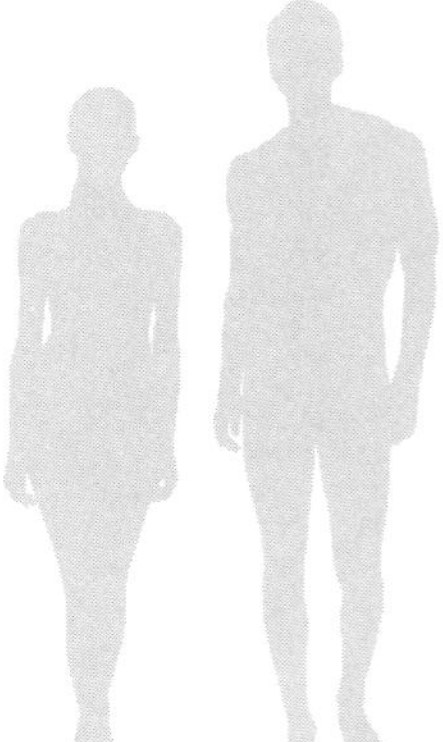

「かけそば」ではなく「月見そば」を選べばＧＩ値は下がる

主食として、ごはんとパスタのＧＩ値だけを比べれば、パスタのほうがＧＩ値が低いことは確かです。ごはん（精白米）は84、スパゲティは65です。

だからといって、「血糖値を下げるために、ごはんよりもパスタを食べなさい」というのは意味がありません。なぜなら、「ごはんだけをもくもくと食べる」とか「スパゲティの麺だけを食べる」といった特殊な食べ方をする人は少ないからです。

主食にごはんなどの炭水化物を摂っても、副菜としてサラダやおひたしを食べ、豆腐や肉を食べ、さらに味噌汁を飲む。そうすることでＧＩ値は全体として下がっていきます。

しかし、「かけそば」「かけうどん」の場合には、そば、うどんだけしか食べないことになり、たしかにＧＩ値は上がってしまいます。

その場合も、卵をのせて月見そばや月見うどんにするだけでもＧＩ値を下げることができます。

食事をするときは3大栄養素である「タンパク質、脂質、炭水化物」を「2：2：6」の割合にするＰＦＣバランスを意識した食事が理想です（115ページのコラム参照）。

外食であれば定食のような形式になります。それが選択できなかったら、ごはんの上におかずが乗っているマーボ丼や牛丼でも十分です。「最善の策はとれなくても、そのときにできる2番目、3番目にいいことをしよう」。この心がけの有無が差を生むのです。

●朝食の食べ方が昼食後の血糖上昇に影響する

私たちの研究室では「人は食事を実際にどのように食べているか」という視点から血糖の研究をスタートさせています。それによって、いろいろなことがわかりました。

たとえば、朝ごはんと昼ごはんの関係です。朝、何を食べるかによって、昼ごはんを食べた直後の血糖の上昇具合が違ってくることがわかりました。正確には「セカンドミール効果」といいます。

これはGI値の提唱者であるジェンキンス博士が1982年に発表した概念で、朝の食事（ファーストミール）が昼の食事（セカンドミール）の後の血糖値にも影響するというものです。

私たちの研究でわかったことは、**きちんと朝食を摂ると昼ごはんの後に血糖値が上がりにくい**ことです（逆にいうと、朝食を摂らないと昼食後に血糖スパイクを起こしやすい、ということ）。どんな朝食がいいのかを調べるために、①白米（サトウのごはん1パック）だけ、②コンビニ弁当、③牛丼の3種類の朝食を用意して被験者に食べてもらい、昼ごはんには白米（サトウのごはん1パック）だけを食べてもらって、そのときの血糖値の上がり方の違いを実験しました。

その結果、驚くべきことがわかりました。朝、牛丼を食べると、昼の食後血糖値が上がりにくい、というデータが出たのです。

「ごはんだけしか食べない」という食べ方が一番いただけません。ごはんと一緒におかずを食べることが重要なのです。

ごはんに牛肉、さらに卵というように、おかずの数を増やしていくと、血糖値がより下がりやすくなります。

Column 5

タンパク質も炭水化物も摂りすぎはNG

健康な生活を送るためには、３大栄養素のタンパク質（Ｐ：Protein）、脂肪（Ｆ：Fat）、炭水化物（Ｃ：Carbohydrate）を適度に摂取するＰＦＣバランスを「２：２：６」にするのがよいバランスといわれています。

１日2000キロカロリー摂ったときであればタンパク質400：脂質400：炭水化物1200。タンパク質400キロカロリーとなると1ｇ4キロカロリーなので100ｇ必要ですが、牛肉100ｇ中のタンパク質が約23ｇですから、大変です。

このため、残りのタンパク質は、いろいろな食品を食べて100ｇにします。納豆１パックであれば3〜4ｇ、米100ｇには2〜3ｇ入っています。

タンパク質は食欲旺盛な人でも必要な20%にとどかず、せいぜい15〜18%。足りていない人は10%を切っています。

また、タンパク質の摂取量は加齢に伴って減っていきます。噛む力や消化吸収能力が衰えてくるので、焼肉やステーキを食べる機会や食べる量が減ってきます。仮に摂取できたとしても、消化吸収されずに腸から出ていく部分も加齢に伴って増えていきます。

タンパク質が不足がちな人がふだんメインに食べているのは炭水化物です。脂を避け、さっぱりしたものが好きになるので、ランチといえば「もりそば」「ざるうどん」。こうなると炭水化物の割合が７割近くになる人もざらです。こうした人たちに伝えたいメッセージは、「糖質である炭水化物の摂取を少し抑えて60%にしましょう」「タンパク質が足りていないから、せめて15%に近づけましょう」です。

かといって、タンパク質の吸収効率を高めるには糖分のエネルギーが欠かせません。今はやりの糖質制限ダイエットによって肉ばかり食べていると腸内に悪玉菌が増え、異常発酵の原因にもなります。

ＰＦＣバランスを「２：２：６」に近づけることが健康のもとなのです。

●「朝ごはん抜き」は百害あって一利なし？

では、牛丼の具のどの成分が一番効いているのか、それも気になります。それも調べてみました。「汁だけ」「玉ねぎだけ」などなど、すべて分解して調べたのです。

すると、肉が一番効果が大きいことがわかりました。

玉ねぎや汁は、ごはんにそれらをのせて食べただけでは効果がありませんが、肉をのせるとセカンドミール効果が見られました。やはりタンパク質の効果です。

脂肪も少し入っていると思いますが、血糖を下げる効果としてはタンパク質が一番効いていました。牛肉と牛脂を一緒に食べることによって血糖が上がりにくいことがわかったのです。

また、腹持ちも影響します。朝から牛丼をしっかり食べると腹持ちがいい。その後、適度にお腹が空いてから昼ごはんを食べると、本当に血糖が上がりにくくなるのです。

牛丼でなくてもよいので、朝はしっかり食べることをおすすめします。空腹になりすぎると低血糖になっている可能性があります。

低血糖の状態は人体にとても危険なため、血糖を上げるホルモン（グルカゴン）が出て血糖を

◉朝食を抜いたときの昼食後血糖変化

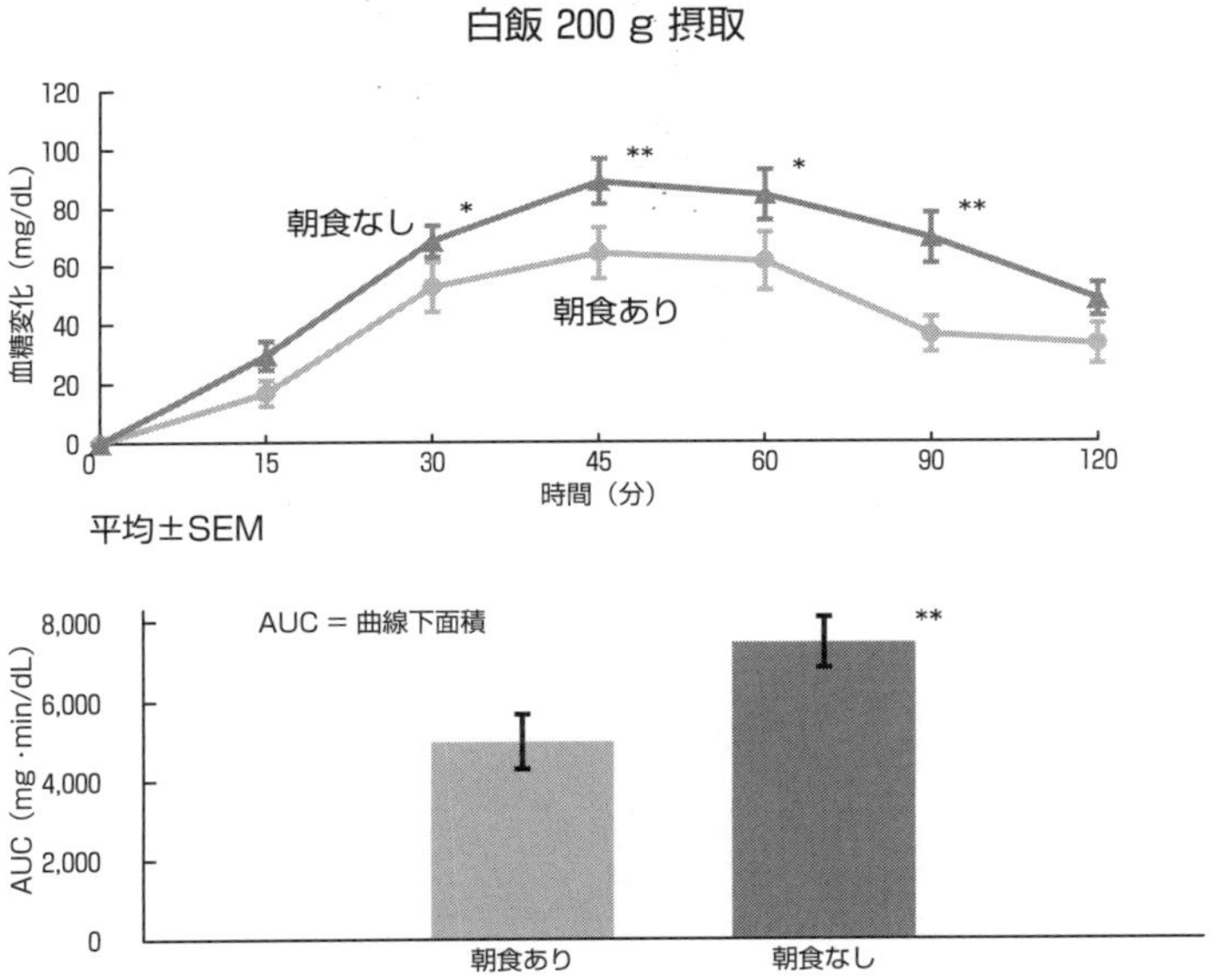

* p<0.05, ** p<0.01 vs. 朝食あり
n = 15（男性6例、女性9例）
23.1 ± 3.3歳

朝食を欠食すると昼食後血糖が上がりやすい

出典：Hayashi S, et al: Glycative Stress Research 4: 124-131, 2017

維持するようになります。ですから、昼食前に血糖値が同じように100であっても、血糖を上げるホルモンが出ているのと出ていないのとでは、体のコンディションがまるで違います。

朝、牛丼をしっかりと食べていると、おそらくホルモンの出具合が低くなるのだと思います。ですから、その後「サトウのごはん」だけを食べても血糖が上がりにくいのです。

それに対して、低血糖を避けるために血糖を上げるホルモン（グルカゴン）が出ている状態で、さらに「サトウのごはん」だけを食べると、血糖値がさらに上がります。

実際、私の研究でも、朝のグルカゴンと血糖値の関係、そして昼の血糖値の上がりやすさとの相関を認めることができました。


ここで強調しておきたいことは、「朝食の大事さ」です。

朝食を摂って昼ごはんを食べたときと、朝食ヌキで昼ごはんを食べたときとでは、血糖値の上がり方が全然違います。

体重を落とそうとして朝食を抜くと、思わぬしっぺ返しをくらうかもしれません。

「朝食をしっかり食べないほうが、太りにくく、不健康になりにくい」と意見を述べる欧米の研究者もいますが、これは調査対象の差です。朝食をしっかり食べる（＝朝食しかしっかり食べられない）人で、衛生環境が悪いケースが多く含まれると、このような結果になります。

3 若さを保てない間違ったダイエット法

●なぜ「1日1食健康法」はダメなのか？

朝食を抜いたり、長時間、空腹の状態でいると、タンパク質の糖化反応がぐっと上がってしまい、昼食後に血糖スパイクを起こしやすくなる――。そのことは前項でご理解いただけたと思います。

ところが、「1日1食健康法」として夕食しか食べない健康法、あるいは食事回数を減らしたダイエット法がテレビや書籍などで話題になることがあります。

1日1食健康法などは、一時的に見れば体重の減少などに効果があるかもしれませんが、「糖化ストレス」の面から見れば、老化を早めるＡＧＥｓ（糖化最終生成物）が溜まってしまいますから、おすすめできません。

「食事は1日1回、夕食だけにしなさい。その代わりなんでも好きなものを食べていいですよ」といった説明を聞くと非常にわかりやすく、守りやすいルールです。

また、太りやすい体質で、「カロリー計算なんかしたくない」というめんどうくさがり屋さんには簡単な方法ですから、楽ではあるでしょう。

しかし、夕食時間までずっと空腹を耐え忍んでいるのは、少なくとも「糖化」という面ではマイナスでしかありません。ダイエットの効果はあるかもしれませんが、本書のテーマであるアンチエイジング、つまり「若さ」は保てないからです。

これらの間違ったダイエットをすると体が老けてしまいます。

●「食間」を空けることがポイント

では、1日に摂取するカロリーは同じにしておき、食事の回数を4回、5回と増やすのはどうでしょうか。つまり、「1回当たりの食事量を減らす」ということです。

しかし、**量を減らした食事を複数回するというのは、脂肪や糖質の代謝に関係する成長ホルモンに悪影響を与えるのでおすすめできません。**成長ホルモンを出すには、胃の中を空っぽにしてから食べたほうがよいからです。

少なめの朝ごはん、午前10時におやつ、少なめの昼食、3時のおやつ、午後5時にもおやつ、午後7時に夕食……。食事とおやつを小分けにし、のべつまくなしに何回も食べていると、お腹が空っぽになるひまがありません。

胃排出時間（Gastric Emptying Time）という言葉があります。これは、胃から腸に食物が送られる時間のことで、ふつうの人で3〜4時間（遅い場合で5〜6時間）です。そのくらいの時間を食間として開けておくと、胃は適度に空っぽになってくれます。

なお、空腹になるまでの時間は、加齢とともに遅くなります。また、食事に脂っこいものが多い場合や、ストレスで考えごとをしていても遅れます。

朝食を8時に食べるとすると、お腹が完全に空くことを考えると昼食は13時頃、夕食は18時頃に食べるとベストです（ちなみに、空腹時の血糖値を測るために採血をする場合、私は「食事から5時間は空けること」を推奨しています）。

以上を踏まえると、「朝食を抜かずに1日3回の食事を摂る」のは理に適っています。とくに子どもは、朝食を抜くと逆に肥満になりやすくなります。

朝食はブレックファーストといいますが、これは「断食を破る」という意味です。一番お腹が空いている時間帯は、夕食から次の日の朝食までの間です。その長い時間の間に血糖を維持するための「グルカゴン」というホルモンが出ています。

血糖を維持する（＝上げる）ホルモンが出ている状態で朝食を抜き、さらに4〜5時間の空腹状態を続けると、血糖値を上げるホルモンがさらに出てしまいます。

なお、1つだけ注意しておくことがあります。先ほど「食間を5時間くらい空けて、1日3食摂るのは理に適っている」と述べましたが、夕食を食べる時刻は意識してください。

仕事帰りの場合、夕食が午後9時とか10時になってしまうことがありますが、できれば**夕食は午後6時か7時くらいにすませて、食べ終わってから就寝までに少なくとも2時間は空けたほうがいい**ことを忠告しておきます。これは消化不良の防止と睡眠の質を保つためです。

●健康な人が減量し続けるのは大きなリスク

食事を「1日1食にする」というのは、肥満解消のために、まず体重を落とさなければならないという、短期間の「明確な目標」がある場合はいいと思います。けれども、健康な人が長期間にわたって続けるとなると、体内的なデメリットが大きくなります。

ここで声を大にして申し上げたいのが、次のひと言です。

「すごく太っている人、あるいは糖尿病の人の治療目的の指導と、健康な人のための健康増進

の指導は明らかに違う！」

状況に応じて、食事や健康法は変えるべきなのです。

糖尿病の人に対して、「タンパク質：脂質：炭水化物の割合が2：2：6のバランスがよい」などと食事の基本をいっている余裕はありません。マイナスの状態を少しでも早くゼロくらいまでに戻すべきで、その場合は医師の指導のもと、一時的にかなり極端な栄養指導もせざるをえないことがあります。

体重が100kgの人を80kgにするために「1日1食」を提案することもあるでしょうし、度を超えた肥満の人に対し、欧米では脂肪を除去する手術もよく行なわれています。肥満をほうっておくと、いろいろな病気を誘発するからです。

しかし、ふつうの健康状態の人に、「1日に食事を1回にすれば体重を落とす効果あり」というような極端なことを実行させると、プラスの効果よりも、もともと備わっていたプラスの部分がゼロ、もしくはマイナスに陥るリスクのほうが大きくなります。

大事なところなので繰り返します。**医師から指示を受けているわけでもない健康な人は朝食を抜かないこと。**これを実行して、アンチエイジング上、マイナスのリスクにつながる要素を減らしていきましょう。

4 ちょっとした工夫で老化を防ぐ！毎日の食事で気をつけたいこと

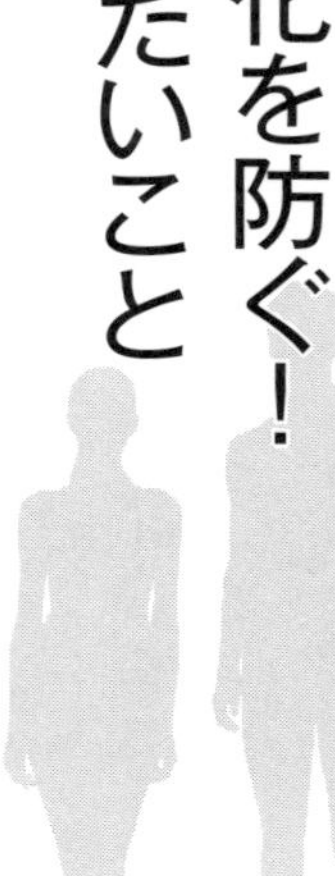

●ベジファーストだけ考えればいい

食事のときには、血糖の上がりにくさから考えると、**最初に食物繊維の多い食材（野菜、果物、海藻など）を食べるといい**でしょう。人気モデルなどが実践しているとされる、いわゆる「ベジファースト（ベジタブル・ファースト＝野菜が最初）」です。

サラダを食べる場合ですが、オイル＆ビネガー（西洋風の酢）のようなドレッシングをかけると血糖が上がるのを抑えてくれる効果があります。油も酢も血糖の上昇を遅らせるからです。「ドレッシングって油だから太りそう」と思われる方もいるかもしれませんが、油を敵視する必要はありません。

最適なバランスとされる「タンパク質２：脂質２：炭水化物６」の「脂質２」の範囲内の油で

あれば、皮膚の健康のためにあったほうがよいのです。脂質がないと皮膚がカサカサになってしまいます。

ちなみにヨーグルトも先に食べると食後血糖上昇を緩和する作用があります。ドレッシングにヨーグルトを少々加える「ヨーグルトドレッシング」などもいいかもしれません。

ベジファーストの次は、肉、魚、卵などのタンパク質、最後にごはんやパスタなどの炭水化物という流れこそ、血糖が一番上がりにくい食べ方の順序です。

しかし、毎日の食事で食べる順序に差をつけるなんてことは、いちいち考えていられません。理想としては、「①野菜→②肉→③ごはん」の順ですが、大筋としてベジファーストだけを守れば、②と③の順番は逆になってもかまいません。

そういう点で、日本の懐石料理は長く続いているだけあって、食文化として実によくできています。食べ物が「体にいい順番」で出てくるのです。

さらに、懐石料理はファストフードの対極にあるような、ゆっくり時間をかけて味わう文化です。血糖の上昇という観点から見て、食べる時間が通常より長くなるところも優等生の料理といえます。

「一気飲み」「早食い」が最悪といわれる根拠

日本は街を歩いていると自動販売機やコンビニをすぐ見つけられる環境にありますから、「のどが渇いたな」と感じると自然に清涼飲料水に手を伸ばす人も多いことでしょう。

血糖に関して一番悪いのは甘いジュースを飲む習慣です。

甘いジュースのパッケージには「炭水化物量10ｇ」などの表記があります。「たった10ｇしか糖質が入っていないのか」と安心して飲むかもしれませんが、これは「１００㎖当たり10ｇ」という意味です。

つまり、５００㎖のペットボトルで計算すると、ブドウ糖（グルコース）が50ｇ入っているということ。ＧＩ値が高い砂糖をそのまま噛まずに一気飲みしているようなものです。血糖値は瞬間的に飛び跳ねます。

「よく噛んで、ゆっくり食べろ（一気飲みするな）」というのは、同じ糖質量であっても、血糖値の値は大きく違ってくるということです。その理由は、よく噛んで食べると少しずつ消化・吸収され、血糖として血管に送り込まれるからです。

ゆっくり食べ、ゆっくり飲むということは、食べものが胃から小腸に流れ、小腸で吸収されて血液に入る時間が「ゆっくり」になります。
血糖は、人が生きているだけで基礎代謝として使われます。血糖がゆっくり少量ずつ血管に入ってくれれば、体のいろいろなところで使われますから、余って血管に残るような血糖はごく少量になります。

ところが、一気飲み、早食いなどで糖分が一気に血管に入ってきた場合、余って血管の中からインスリンの作用で脂肪に取り込まれてしまいます。それよりは脳で使われたり、筋肉の基礎代謝で使われる分としてゆっくり吸収されたほうがいいでしょう。

土砂降りの雨が降ると、水路があふれて氾濫してしまいます。水路が氾濫すれば海も汚れます。同じような現象が体内で起こるのです。処理能力が追いつかなくて大腸菌が増える。それと同じことなのです。

●コーヒーを飲むなら夕方6時までに

コーヒーには成分として、カフェ酸とかクロロゲン酸といった抗酸化物質が入っています。ですから、飲みものとしては悪くはありません。

しかし、コーヒーにはカフェインも入っていますから、夜飲むと神経を刺激して眠れなくなってしまうことがあります。

また、よい睡眠のために不可欠なホルモンであるメラトニンの分泌量を抑制してしまうので、**私は夕方の6時以降、コーヒーは飲まないことにしています。**

なお、コーヒーを朝やお昼の食後に飲むと、胃酸の分泌を刺激しますから消化を助ける働きがあります。つまり、**食後のコーヒーはよいのですが、空腹時にコーヒーを飲むと空きっ腹に胃酸が出てくる状態になるので、おすすめできません。**

●夕方6時以降はハーブティーがおすすめ

私は夕方6時以降はハーブティーを飲むようにしています。

ハーブティーの中にはAGEs（糖化最終生成物）の生成抑制作用を持つ成分が含まれているものがあり、糖化ストレスが強い人の対策にもなります。

私の研究室では200種類ぐらいのお茶を集め、成分のランキングづけをしたことがあります。お茶が体のどこの部分に効果があるのかについて調べたのです。

◉ハーブによるAGEs生成（実験成績）

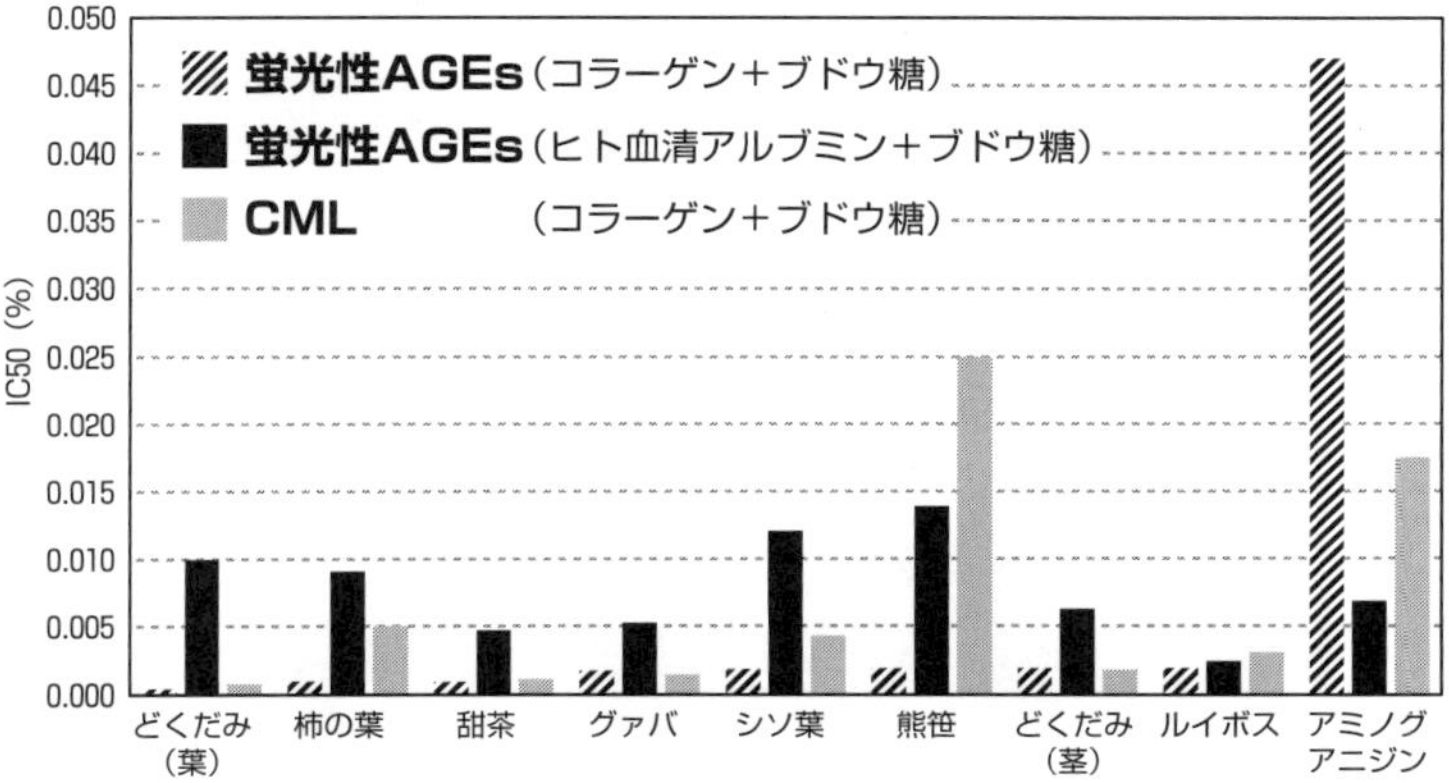

出典：Hori M, et al：Anti-Aging Medicine 9: 135-148, 2012
＊上表は、「コラーゲン＋ブドウ糖」など、体に“悪さ”をするものに対してどれだけ抑制作用があるかを示したもので、数値が低いほうが有利な成分を多く含んでいることを表わしている（この表にはない、本文中で触れている「カモミール」は、著者の臨床試験にもとづいた結果によるもの）。

皮膚や骨を形成しているタンパク質としてコラーゲンがあります。また、私たちの体を構成するタンパク質としてアルブミンがあります。コラーゲンを糖化させてしまう作用に対してお茶がどう効くのか、アルブミンを糖化させてしまうものに対してどう効くのかを調査しました。

その結果、**カモミールティー**、**どくだみ茶**は有効な成分を多く含んでいて、糖質が多い人や血糖値が高めの人にはおすすめです。

柿の葉茶、**甜茶**、**グァバ茶**、**シソ茶**、**ルイボスティー**にも多くの有効成分が含まれています。

日本茶も効果があるのですが、茎茶

と番茶は効果が弱いようです。茎茶の効果がないのは成分が葉に入っているからです。

どくだみ茶もおすすめですが、1か月、毎日飲み続ける臨床試験をしたときに問診票を集めたところ、独特の臭みのせいでしょうが、「いくら体にいいものでも毎日これを飲むことに幸せを感じない」という意見が多く寄せられてしまいました。

しかし、その後、どくだみを発酵させると臭みが消えて、効果もほとんど一緒であることがわかりました。**発酵どくだみ茶**であれば抵抗がないと思いますのでおすすめです。

●「フライドポテト食べたい症候群」になっていないか？

ダイエットの世界では今、**高脂肪食依存症**がホットな話題です。ギャンブル依存や薬物依存と同じように、動物性脂肪にも依存性があることがわかりました。

高脂肪食依存症の特徴は、動物性脂肪をたくさん食べていると、どうしてもフライなどの油の多い食事を食べたくなる症状が出ることがあります。**「フライドポテトが食べたい」という欲望が止まらなくなる**のです。まるで薬物依存の人にとっての薬物が切れたときと同じような現象です。

高脂肪食依存症のもう1つ困ったことは、**運動が嫌いになっていく**ことです。

動物性脂肪を摂りすぎて太ってしまった人は、高カロリー食で実際に脂肪組織に脂肪が蓄積しています。そうなると脂肪組織は自分の仲間を増やしたくなり、「もっと脂肪を食べろ、もっと脂肪を食べろ」と主人に命令するようになります。

一方、運動をすると痩せてしまって脂肪組織は仲間を失うことになるため、「運動なんてするな。怠けちゃえ！」と命令する物質を出します。

はじめは脂肪組織が脳に命令を出しているのですが、脳にも変化が起きはじめます。脳の視床下部に報酬系という場所があって、そこからも「運動をするな！」という指令が出るようになるのです。

●高脂肪食依存のスイッチを切る玄米食

高脂肪食ばかり食べていて問題になるのが、「脂肪を集めるスイッチ」「運動しなくなるスイッチ」が知らずしらずに押されてしまうことです。

しかし、それを切るスイッチもあります。**玄米食**です。

玄米にはγ《ガンマ》オリザノールという物質が含まれていて、その作用で玄米食をある程度食べ続けていると高脂肪食が支配するスイッチが切れ、脂肪食への依存性が解消されていきます。

しかし、白米を食べていた人が玄米食に変えると、食物繊維が豊富なので、よく噛まずに早食いしようものなら消化不良になってしまい、便秘などのリスクが生じます。

そこで、**最初は玄米の混合割合を1割とか2割だけにし、徐々に玄米の比率を増やしていくとよいでしょう。同時に、よく噛んで食べる習慣も少しずつ身につけていくのです。**

よく噛んで食べるようになれば、玄米100%にしても大丈夫です。そうすると、単に白米が玄米になっただけでなく、噛む習慣とゆっくり食べる習慣も一緒についてくるので、体にとってはよいことだらけです。

5 「ほどほど」にしたい食習慣について

NG① 炭水化物の摂りすぎ → 15分ウォーキング＋タンパク質の摂取

心身を健康な状態に保ったり、代謝を促したりする役割を果たす重要なホルモンに「成長ホルモン」があります。**成長ホルモンの分泌量が減ると、新陳代謝が衰えて脂肪が燃焼しにくくなったり、若い世代であっても疲労感ややる気の欠如などの症状が出るようになります。**日頃から成長ホルモンを分泌促進させる生活や食事を考えなければいけません。

まず、糖分であるグルコースを過剰に摂ると成長ホルモンの分泌が抑制されることを知っておきましょう。つまり、炭水化物の摂りすぎはよくありません。**とりわけ中高年になると、**さっぱりとした「そば」「うどん」などの炭水化物メインの食事になりがちなので、意識してタンパク質を摂ることが必要です。

成長ホルモンの分泌を促すためには、15分ウォーキングといった軽い運動とともに、タンパク質をしっかり摂ることがおすすめです。具体的には、タンパク質を摂取した後に軽い運動をすることで相乗効果が期待できるからです。

なお、成長ホルモンはアミノ酸がつながってできるタンパク質ホルモンです。炭水化物が過剰になったり、タンパク質不足に陥ると、成長ホルモンが十分に合成されなくなってしまうので注意しましょう。

成長ホルモンが分泌されるか否かを実験する「成長ホルモン分泌刺激試験」というのがあるのですが、この実験の過程で、アルギニンとリジンというタンパク質を構成するアミノ酸の血中濃度が、成長ホルモンの分泌に影響をもたらすことがわかりました。

アルギニンは魚介類や肉類、ナッツや大豆製品に多く含まれています。

リジンは魚類（とくに鰹節）や肉類、大豆製品に多く含まれています。

成長ホルモンの分泌を促すためにも、アルギニンとリジンを豊富に含んだ魚介や肉、ナッツ、大豆類を摂りましょう。そして、食後は立ち上がって15分歩きましょう。

●NG②甘い炭酸飲料の摂りすぎ → 牛乳を飲んでタンパク質を摂取

読者の方にお子さんがいる場合、**成長ホルモンの分泌量が活発な、身長がぐんぐん伸びる中学生くらいのときに、炭酸飲料やジュースといった糖分たっぷりの飲みものを飲ませてはいけません。**成長ホルモンの分泌を止めることになってしまいます。

その昔、「炭酸飲料を飲むと骨が溶ける」という、まことしやかな都市伝説がありました。今考えると、成長ホルモンは骨をつくる働きもあるわけですから、成長期に炭酸飲料を大量に飲むと骨ができにくくなるのは確か。都市伝説とは言い切れないところです。

おすすめしたいのは牛乳。「糖分ではなくタンパク質を飲もう」という提案です。

ただし、牛乳を飲むと下痢をしやすい人は乳糖不耐症という乳糖を消化できない体質なので、牛乳を無理して飲まないでください。この場合は、甘い飲み物を飲まない努力をするにとどめましょう。

●NG③話題のダイエット法 → デメリットにも注目

最近は、食材の組合せで、高カロリーのものを食べた後に、栄養バランスを別の食材を摂取して整えることで、食べたもののカロリーを帳消しのような状態にできるという**帳消しダイエット**という方法が話題になっています。

ただ、**帳消しにするための食材を食べすぎてしまったら逆効果になる可能性があります。**

これは、二日酔いの緩和や防止のためにウコンを成分としたドリンクを飲んだはずなのに、それに安心してグイグイ飲みすぎて、二日酔いを助長するのと似ています。目的と実践の仕方が食い違っているからです。

また、若返りのためにカロリーを70%くらいに制限するカロリー・リストリクションというダイエット法は、体のためによくありません。これははっきりしています。

というのは、カロリー・リストリクションの検証のために行なわれた動物実験で、動物の扱い方が間違っていたのです。実験の際、ケージに入れられ、運動をしない、ストレスも抱える実験動物は、「かわいそう」という理由で食事は自由に与えられていました。

つまり、実験用の動物が満腹状態で飼われていたため、食べすぎからいろいろな問題を起こしていたのです。その満腹動物に対して、食事の量を2～3割減らした結果、健康状態を取り戻したにすぎません。

つまり食べすぎ状態だったのが、ちょうどよい状態に戻っただけなのです。

カロリー・リストリクションを高齢者がすると生活の質を低下させてしまいます。

筋肉からはタンパク質が失われ、骨からはミネラルが失われます。ガリガリになり、お尻の脂肪がなくなって椅子に長く座っていることもできない。寒くて、夏でもストーブが欠かせなくなり、外にも出かけられなくなるなど、生活の質をとんでもなく落とすことになってしまいます。

断食については、動物実験でよい結果が出たという報告があります。半年や1年に1回、3日間ぐらいの断食をしてよい影響が見られたというものです。

確かに活力が出ることはあると思います。

その理由としては、断食をすると人の体は「生命の危機だ！」と感じ、生き残りのための遺伝子が活性化することが1つ。

もう1つは、胃の壁、小腸の壁が休息できることです。食事によって活動し続けている胃や小腸が休息をとることで、その後、食べものが入って消化するときに古い細胞も一緒に分解されることで体内が活性化し、リフレッシュされるわけです。

ただし、**やりすぎれば副作用があります**。人によって頭痛や下痢など、副作用の症状はさまざまなようです。断食道場で1週間過ごす本格的なものもありますが、せいぜいプチ断食の2泊3日くらいがよいのかもしれません。

Column 6

メタボの人ならロカボダイエットを

メタボを気にしている人で「急いで痩せたい！」ならロカボがおすすめです。

ロカボとは「low-carbohydrate：ローカーボハイドレート」（低炭水化物）を語源とする、北里研究所病院の糖尿病センター長である山田悟氏が提唱しているダイエット法です。

この方法は適正な糖質摂取（１食で摂取する糖質量を20〜40ｇ）をすすめていて、炭水化物の摂取量が多く、タンパク質が足りていないことを是正するための指導法としては、非常に受け入れやすいといえます。「おやつには唐揚げを食べよう」といった具体的なアドバイスをしている点も特徴です。

ロカボには、「非常に厳しい炭水化物制限」と「ゆるやかな炭水化物制限」があり、後者でも、少し太り気味程度の場合であれば効果があります。

このダイエットで成果が出て望む体重に戻ったら、ＰＦＣバランスをタンパク質2：脂肪2：炭水化物6の割合に戻します。もともと2：2：6に戻すのがロカボで、「ゆるやかな炭水化物制限」のほうは2：2：6に近い感じがします。

またロカボでは糖質が少なく、食物繊維がある程度入っている食材が工夫されています。こうした腸内細菌にもよいロカボの商品は、今やコンビニでも売られています。

ということで次の章では「腸内細菌」とアンチエイジングの関係を見ていきましょう。

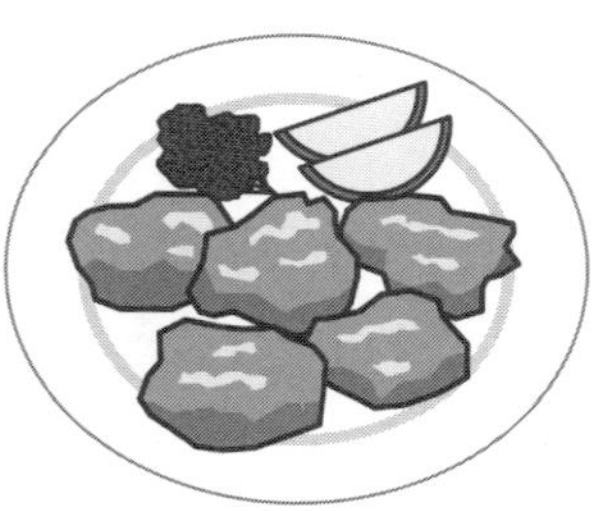

第5章

腸内環境を整えることは肥満とストレスの対策につながる

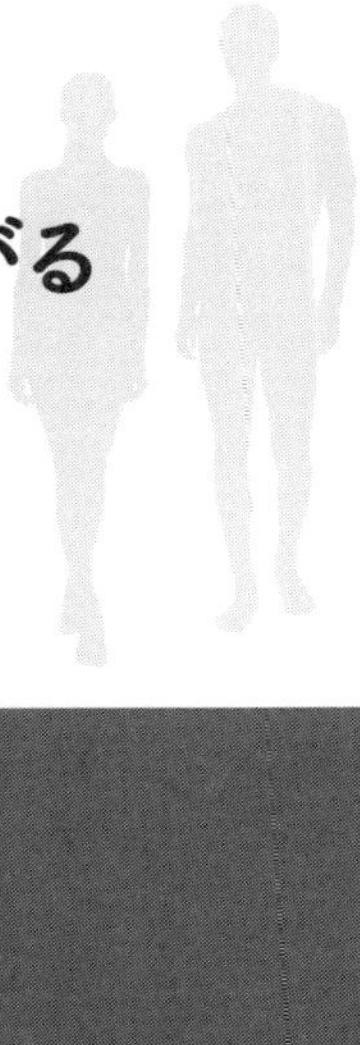

1 食べているものがダイレクトに影響！腸内環境は脳につながっている

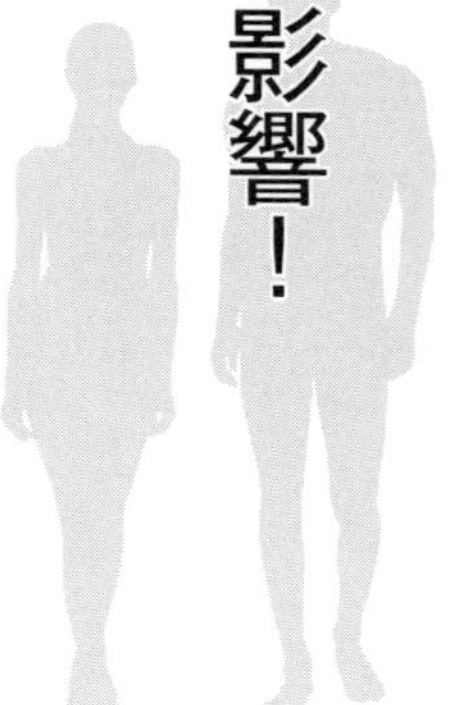

人類が生き延びてきたのは腸内細菌のおかげ

人類が誕生して以来、「人は腸内細菌とともに生きてきた」という思いを抱くほど、腸内環境は人の体に大きな影響を与えていることが最近わかってきました。

よく「善玉菌」「悪玉菌」という言葉を聞くことがあると思いますが、**人間は、善玉菌の代表ともいえるビフィズス菌を腸内に多く宿した者たちが生き残ってきた**印象を持つぐらい、腸内細菌は人の脳や健康と密接な関係があります。

人間ではありませんが、とてもわかりやすいのが腔腸《こうちょう》動物です。腔腸動物の体は、「口があって腸があって肛門がある」といったシンプルな基本構造で、身近なところではクラゲやサンゴなどが腔腸動物になります。

腔腸動物は、外から入ってきたいろいろな情報を、すべて腸管でキャッチし、脳に伝えます。これを**腸脳相関**といいますが、腸と脳は互いに影響し合っているのです。

激辛好きの親御さんは要注意

ネズミとネコの動物実験によっても、腸内の情報が脳に影響することがわかっています。

ネズミが食べ物などから「トキソプラズマ」という細菌に感染すると、腸から脳にその情報が伝わり、ネズミはネコを恐れなくなってしまうのです。細菌だって生き残りたい。だから、ネズミの腸に入ったトキソプラズマが「ネコを恐れるな」という命令を脳に下した、というわけです。

ネコを恐れなくなったネズミはネコに食べられる。すると、今度はネコがトキソプラズマに感染する。そのネコの糞や尿と接したネズミが再び感染する。こうして細菌は、ネズミとネコを行ったり来たりしながら生き延びます。

ハエによる実験もあります。ハチミツで育てたハエと、ふつうの砂糖で育てたハエを混ぜて交配させると、ハチミツで育ったハエ同士、砂糖で育ったハエ同士のペアができます。通常であれば、このように必ず同じ仲間同士で増えるのです。

ところが、ハエの腸内細菌を全部ブロックしてしまうと、それがなくなってしまいます。つまり抗生物質を使って腸内細菌を全部殺し、ハエの腸内細菌がいなくなった状態で同じ実験をすると、ハチミツでも砂糖でも、育った環境とは関係なく交配するのです。

こうした実験から、**食べものによる生活習慣は腸内細菌によって体に情報として伝わり、脳にまで伝わっていく**ということがわかりました。

ネズミの赤ん坊の実験では、抗生物質によって腸内細菌がいない状態にすると、脳神経の発達が悪いこともわかっています。**腸内細菌の情報が脳の発達に影響している**のです。

腸内にはさまざまな菌がいますが、たとえば幼少時に腸管の神経を破壊してしまうと、菌がつくった情報が腸管から脳に伝わらなくなり、脳が発達しなくなります。

幼少時、どのようにして腸管の神経が破壊されるのかというと、唐辛子に含まれているカプサイシンです。

唐辛子はある程度の量であれば辛みを感じるだけですが、量が多いと知覚神経が破壊されてしまいます。そして、知覚神経が破壊されると腸管からの情報が脳に行かなくなるのです。

ここから得られる結論は、**子どもに大量のカプサイシンが入った辛い料理を食べさせるのはよくない**ということです。

とくに幼稚園に行く前の乳幼児が食べると腸脳相関が破壊されてしまいます。親がいわゆる激辛好きですと、そういった料理を食べる機会も増える可能性が高いので注意してください。
また、激辛カレーを得意になって食べている若者も要注意です。単にカプサイシンによって味覚が麻痺しているだけなのですから……。

●「日和見主義《ひよりみしゅぎ》」が一番危険？

腸内にはさまざまな菌がいると述べましたが、具体的に大きく分けると3種類。善玉菌、悪玉菌、そして、善玉でも悪玉でもない日和見菌《ひよりみきん》がいます。

母乳で育った赤ちゃんには、ビフィズス菌を代表とする善玉菌が、腸内細菌の70～80％を占めています。それが幼稚園児になり、小学生になるにしたがって善玉菌の割合がゆるやかに下がってきます。

グッと下がるのは中学、高校、成人になってからで、中高年になるとさらに下がります。

中高年で見ると、善玉菌、日和見菌、悪玉菌の割合は2：7：1くらいになります。

乳幼児、赤ちゃんには悪玉菌はないので善玉7：日和見3：悪玉0くらいの割合です。

そのうちバランスが崩れて、平均して2：7：1くらいになっていきます。

◉善玉菌は加齢とともに減少する

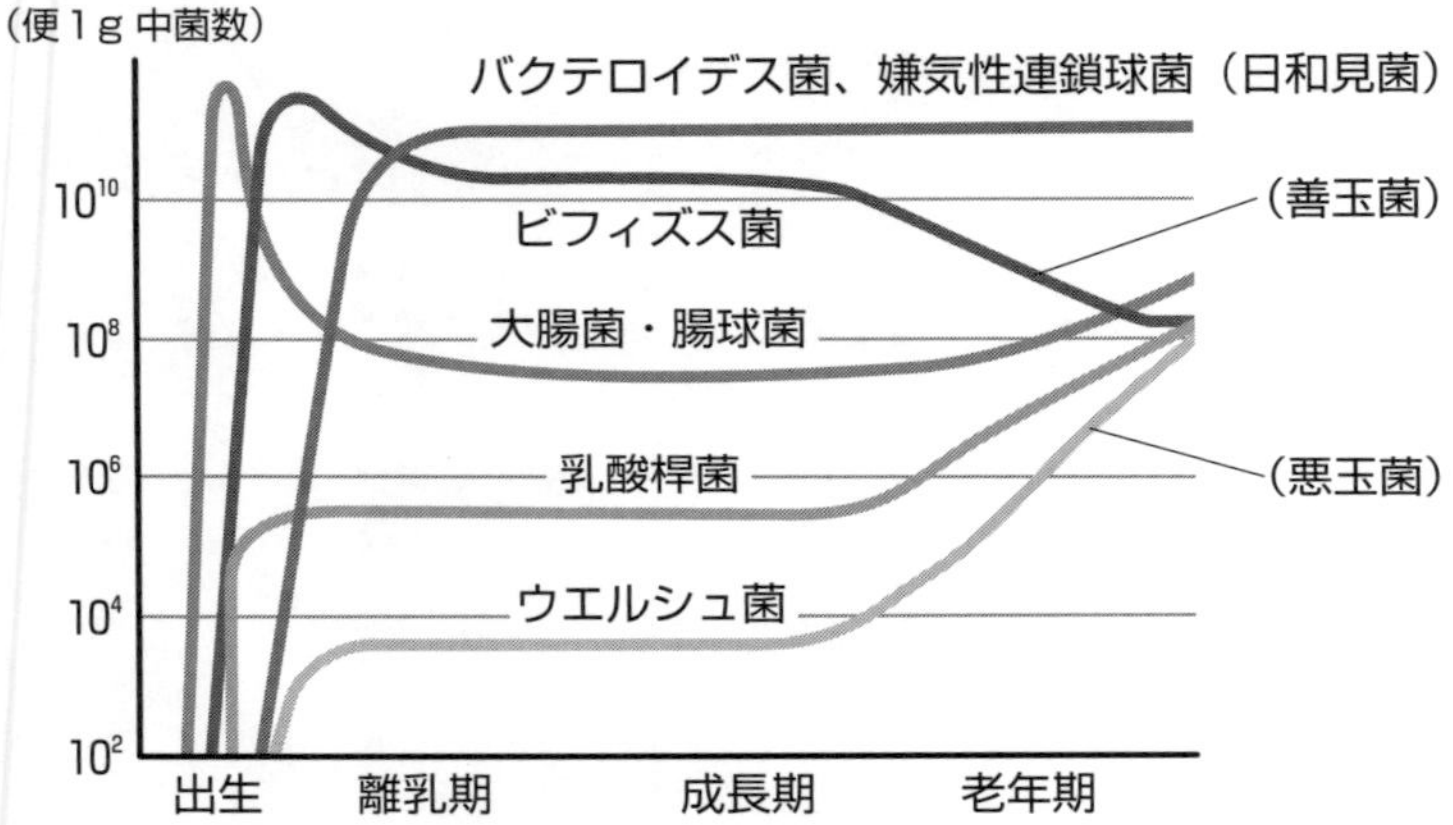

出典:『老化は腸で止められた』光岡知足(著)、青春出版社(1991)
*すべてが上図と一致するわけではありません。
代表的な善玉菌:ビフィズス菌、乳酸菌、酪酸菌
〃　悪玉菌:ウエルシュ菌、病原性大腸菌
〃　日和見菌:バクテロイデス、嫌気性連鎖球菌、黄色ブドウ球菌

さらに、**健康に配慮していない生活をしていると、50代になって腸内は善玉1:日和見8:悪玉1のような極端に悪い割合に変わっていきます。**善玉菌と悪玉菌がそれぞれ1割くらいです。

一番多い日和見菌は、健康なとき(善玉菌が活性のとき)は善玉菌に味方し、悪玉菌の発生を防いでくれています。

しかし、体力が弱って善玉菌が少なくなると、日和見菌は弱い毒性を人体に排出します。その時々の強いほうに味方する、まさに「日和見」な菌なのです。

ですから、**善玉菌を増やすことが日和見菌を味方につけることになり、結果として悪玉菌をやっつけることになるのです。**

2 痩せたい人、必読！善玉菌のすごい役割

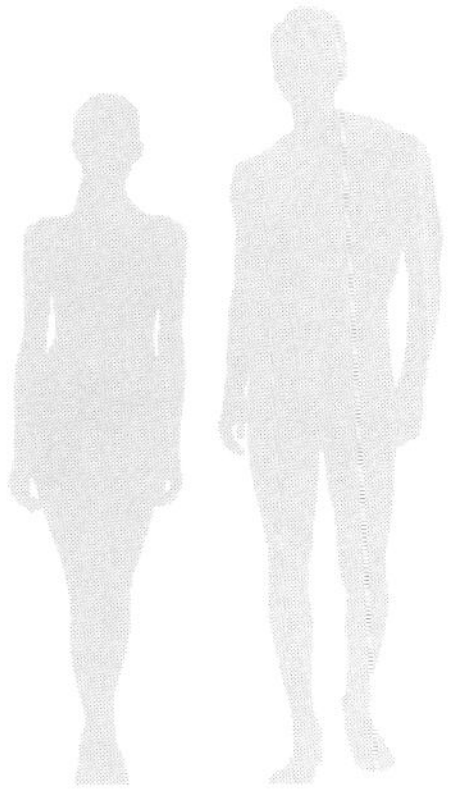

エネルギー代謝に影響する4つの酸

善玉菌には乳酸菌やビフィズス菌、フィーカリ菌やプレビウス菌といったものがありますが、これら**善玉菌の役割は、①乳酸、②酢酸、③酪酸、④プロピオン酸という4つの酸をつくること**です。

ビフィズス菌は「酢酸」と「乳酸」をつくる菌で、人間にとって最大の味方です。

乳酸菌は文字どおり「乳酸」を、フィーカリ菌やクロストリジウム・ブチリカムは「酪酸」をつくります。そして、腸内に多く存在するバクテロイデス菌は「プロピオン酸」をつくります。

これら4つの酸は短鎖脂肪酸といいますが、最近になって、短鎖脂肪酸が人間の体にとって重要な働きをしていることがわかってきました。

まず、人のエネルギー代謝において短鎖脂肪酸が非常に大きな役割をはたしています。

私たちは食事をとおしてさまざまなものを食べます。それが食道→胃→小腸を通って大腸にいきます。

そして、大腸で善玉菌が短鎖脂肪酸をどれだけつくるかによって、だいたいどれくらいエネルギーを摂取したかわかるようなシステムになっているのです。

善玉菌が短鎖脂肪酸をたくさんつくれば、食料をたくさん摂取したことを体が認識し、エネルギー代謝が活発になります。

しかし、いくら食べても善玉菌がいない場合、腸内で酢酸、酪酸、乳酸ができないために、体は「あぁ食べてないんだな」と認識してしまい、エネルギー代謝の活性が上がらないので太ってしまうわけです。

つまり、腸内の善玉菌によって、食べた情報、エネルギー情報が体に伝わります。そこで、心拍数が上がったり、体温が上昇したり、基礎代謝が上がったりという調節ができるのです。

このため、**腸内に善玉菌がたくさんいれば肥満を防ぐことができる**というわけです。

なぜ中年になると人は太りやすくなるのか

加齢に伴い、筋肉量や褐色脂肪細胞が減る影響についてはすでに述べましたが、それにプラスして、**脂肪細胞が仲間を呼びやすくなる**ということがあります。

脂肪細胞は自分の仲間を探したがるので、人間が運動するのをやめさせて怠けさせ、どんどん脂肪細胞が増えるようなことをします。**高脂肪依存症状**です。

脂肪細胞が脂肪細胞を呼んで、ますます動物性脂肪を食べたくなるようにさせるのです。さらにスナック菓子やチョコレートといった特定の食品を過剰に食べたくなってしまう食物依存症になったりストレス太りをするリスクも高まります。

なぜ、脂肪細胞は自分の仲間を探したがるのか。これこそ**腸脳相関**が原因です。

脳の視床下部に**メタボ報酬系**という、食べものと密接に関係している組織があります。人はものを食べると「嬉しい！」と感じます。そこで報酬として体を活性化させ、いろいろな基礎代謝に影響します。そのメタボ報酬系による欲求で食べたものが悪さをするのです。

悪さというのは、動物性脂肪ばかりを食べることによってメタボ報酬系の細胞に**ERストレス**（小胞体ストレス：Endoplasmic reticulum stress）という負荷がかかり、細胞の負担になってきます。すると運動をしたくなくなります。

ＥＲ（小胞体）は細胞内に入ってきた古いタンパク質を分解するところです。そこにたくさんの脂肪が入ってくると、分解しきれなくなって負担になります。それがＥＲストレスです。

また、ＥＲは動物性脂肪がさらに好きになるという悪さもします。ですから肉などの脂肪分を食べれば食べるほど、動物性脂肪が好きになります。１３０ページで取り上げたフライドポテト食べたい症候群です。

ラットでもマウスでも動物性脂肪だけで育てると、動物性脂肪の多い餌ばかりを好んで食べるようになります。

加えてそのネズミは怠け者になります。回し車のような遊び場をつくってあげても、まるで回転数が上がりません。

若い頃であれば筋肉量や褐色脂肪細胞がそれなりにあるので、ＥＲストレスを抱えても「即・肥満」という状態になりづらいですが、中高年になるとＥＲストレスに対する〝抵抗力〟が弱いので、いわゆる中年太りになりやすいのです。

Column 7

妊婦のダイエットと腸脳相関

妊娠中の女性の場合、「妊娠中は10キロ以上太らないように」と忠告されることがあると思います。

ただ、妊娠中のお母さんが「痩せなければ」と無理なダイエットをすると、産まれてきた子どもは肥満になりやすいともいわれています。

というのは、次のようなことが起きるからです。

まず、妊娠中のダイエットによって、お腹の赤ちゃんに十分な栄養がいきません。

すると、お腹の赤ちゃんは「生まれてくる世の中は栄養不良の世の中かもしれない」という判断をし、節約遺伝子、倹約遺伝子が活性化します。こうして生まれてくると、なんでも自分のところに溜め込むようになってしまい、肥満になりやすいというわけです。

これはゲノム修飾といって、環境、つまりお母さんがやっていることによって胎児の中のゲノムが修飾されて、節約遺伝子、倹約遺伝子が活性化するということです。

「腸から入った情報が脳に伝わる」という意味では、そこには神経の伝達もあれば、遺伝子情報を介しての伝達もあるので、こうした現象も「腸脳相関の１つ」であるとはいえそうです。

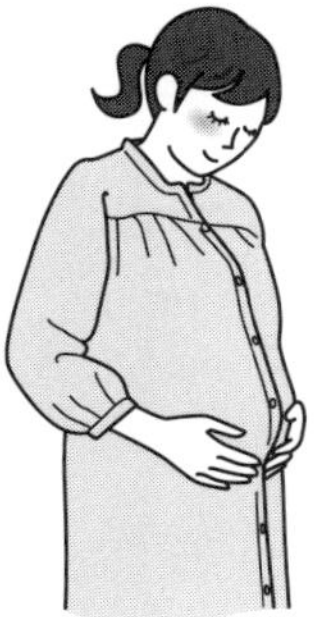

3 「脂肪依存」「運動嫌い」といった悪い生活習慣をシャットアウトする方法

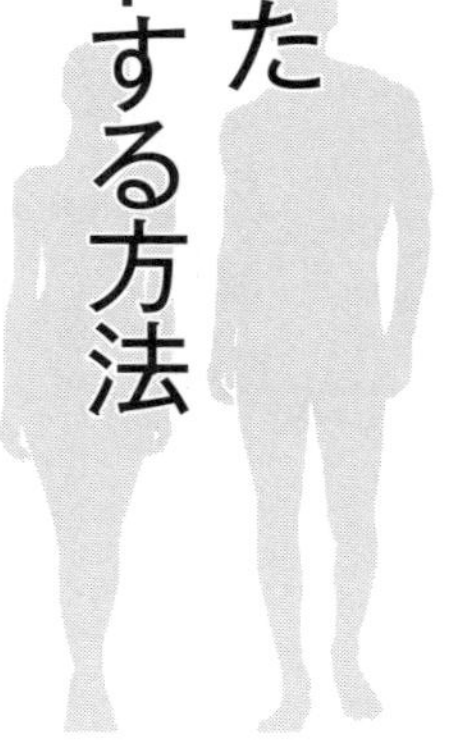

●玄米食が腸脳相関をコントロールする

腸脳相関をコントロールする方法というのは、ないわけではありません。その1つが131ページでも取り上げた玄米を摂ることです。

白米は、ほぼデンプンで脂分がほとんどなくて、ぬかに脂分があります。**玄米の胚芽の部分に含まれている脂であるγ《ガンマ》オリザノールという成分を摂ることで、脂肪依存や運動嫌いになるという情報を断ち切ってくれます。**

これは琉球大学・益崎裕章教授の実験で証明されています。脂肪食を投与して脂肪食が好きになり怠け者になったマウスにγオリザノールを投与すると、まず脂肪依存、続いて運動嫌いが断ち切れることがわかりました。γオリザノールがメタボ報酬系に作用して、運動も少しはやるようになるし、脂っこい食べ物も好まなくなります。

◉動物性脂肪の摂りすぎによる悪循環

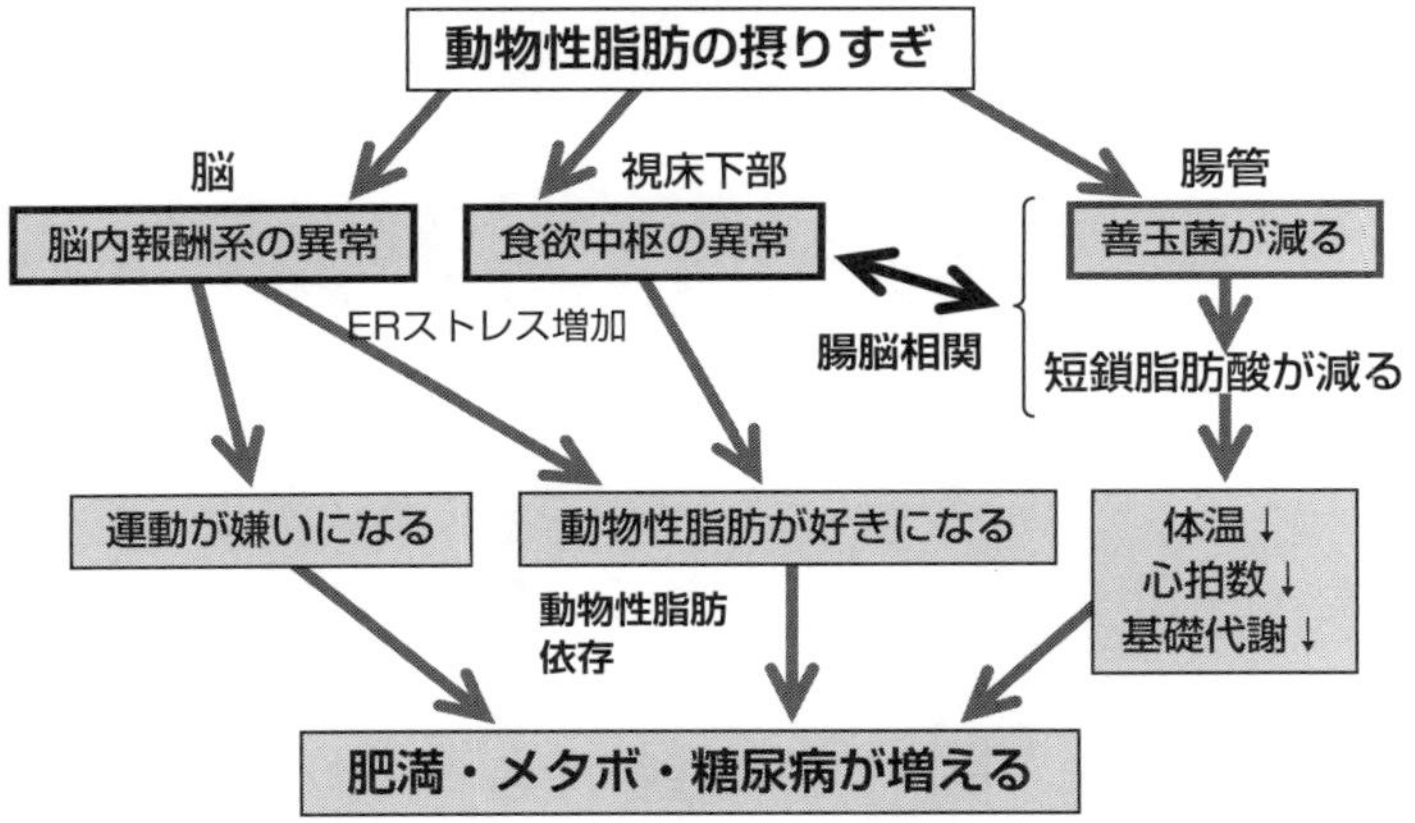

玄米食やγオリザノールには、脳内報酬系の異常と動物性依存症を緩和し、腸管内の善玉菌を増やすことによって、悪循環を止める作用がある！

ただし、玄米はよく噛まないと消化不良になりやすく、こうなると腸内の異常発酵で悪玉菌が増えるので逆効果です。

そこで、白米に玄米を1割程度をまぜ、よく噛んで食べるようにします。それに慣れてきたら今度は玄米の比率を2割、さらに3割、4割と少しずつ上げていくことで、玄米を取り込める体に変わるのです。

玄米食にすると、**栄養の問題だけでなく、「ゆっくり噛んで味わう習慣」もつく二重の効果があります。**

玄米が苦手な人は、γオリザノールを成分とした植物油も市販されています。また、米ぬか油、米油の中にはγオリザノールが豊富に含まれているので、次善の策としてこれらの油を利用してみるのもよいでしょう。

4 下痢や便秘、ストレスの対策にも！善玉菌をもっともっと増やそう

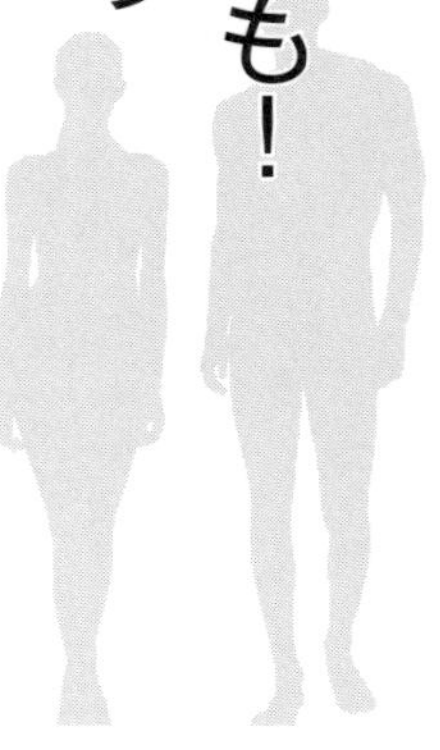

●乳酸菌は「死んでいる菌」でもパワーあり！

善玉菌の代表格といえば、テレビＣＭなどでも宣伝している乳酸菌やビフィズス菌です。宣伝文句のとおり、乳酸飲料やヨーグルトを飲食すれば、腸内の善玉菌を増やすことができます。

そういった食品に含まれている乳酸菌やビフィズス菌は、生きた菌がそのまま入っている飲料もありますが、多くは死んでいる菌です。

ただ、**たとえ死んでいる善玉菌であっても、それを摂取することによる効果はあります。**

その１つが免疫力を上げる効果です。善玉菌が他の菌に対して「自然免疫」という力を発揮します。

たとえば、私たちが東南アジアに行き、現地の野菜サラダなどを食べると下痢を起こすことが

◉腸脳相関のあらまし

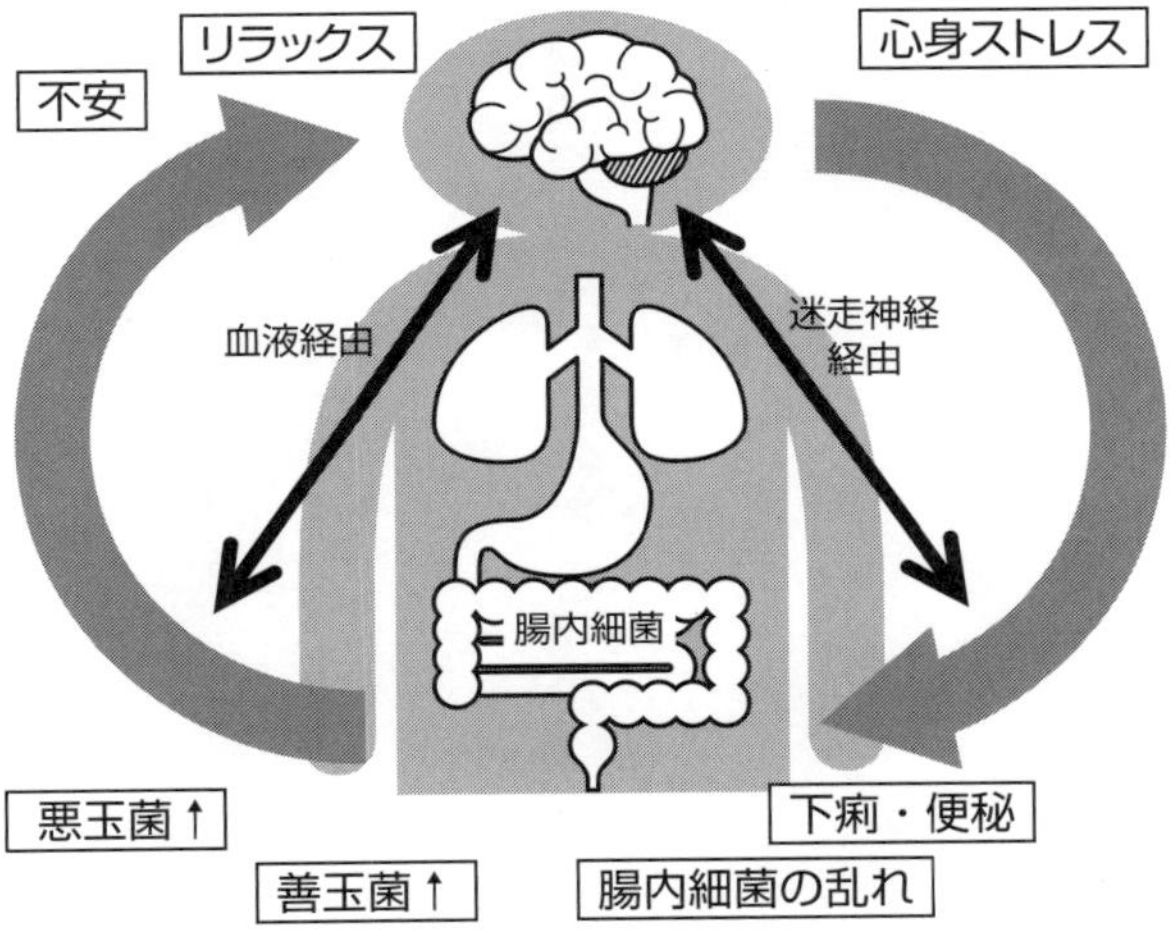

あります。現地の人は自然免疫を持っているので現地の菌に慣れていて、下痢をしませんが、日本人はすぐにやられてしまいます。

このような場合、**渡航する前に善玉菌である「乳酸菌製剤」を摂って腸内を整えておくと、下痢などをある程度防ぐことができます。**

乳酸菌製剤とは、生きた乳酸菌を乾燥させ、デンプンなどと混合させて粉末や錠剤にした薬剤のことで、主に整腸剤として利用されるものです。

乳酸菌製剤のほかにも、善玉菌の生育を助けるということでは、**納豆、漬物、麹《こうじ》、味噌**といった発酵食品を摂ると善玉菌が育まれます。これらの食品には**便秘を改善する効果**もあります。

また、乳酸菌全体として、**アトピーなどのアレルギーを減らして緩和するような免疫反応の強さを調整する機能**があります。

スーパーやコンビニへ行くと、いろいろな機能をうたった乳酸飲料やヨーグルトが販売されていますが、今後はさらに、「太りにくくなる」「短鎖脂肪酸（乳酸、酢酸、酪酸、プロピオン酸）をよくつくる」「免疫力をアップする」といった、機能を強調した乳酸菌食品が開発されることでしょう。

●「腸内環境の状態の悪さ」が便秘として表われる

先ほど発酵食品が便秘改善につながると述べましたが、便秘の要因として食物繊維の摂取が少ないことがあります。そもそも食物繊維の摂取が少ないこと自体が、善玉菌が少なくなってしまう要因になります。

便秘で腸内に便が長く留まると、水分がどんどん失われ、さらに便秘の状態が長引きます。こうなると、ますます善玉菌にとっては不利な環境になってしまい、日和見菌や悪玉菌が増えて悪さを始めます。だから便秘は早く治したほうがいいのです。

根本的には、食物繊維を日頃の食生活などによって地道に摂ることでお通じをよくすることが便秘改善のベースになります。「食物繊維を摂る＝善玉菌にとってよい環境になる」からです。「便秘薬に頼りっぱなし」ではなく、食物繊維を摂って腸内の善玉菌を居心地良くし、便が長く留まらない環境をつくりましょう。

また、食物繊維の摂取量は肥満に大きく影響しています。腸内細菌の善玉菌が減ることは前述した中年太りの大きな要因にもなっているので、この点でも要注意です。

●心身のストレスは悪玉菌の増加が原因の場合も！

そのほか、心身ストレスが過剰になると下痢や便秘を起こしやすくなり、腸内細菌のバランスに乱れが生じます。**腸内の悪玉菌が増えて善玉菌が減ると不安症状を起こしやすくなり、善玉菌が増えるとリラックスできるのです。**

すなわち、情報の伝わり方は「脳→腸」「腸→脳」と両方あるわけです。

いずれにせよ、腸内細菌のバランスを保つことは身体全体の健康維持・増進につながるのは間違いのないことです。

Column

8

腸脳相関で「地元」が好きになる？

全国の小・中学生に「自分の町が好きですか？」というアンケート調査が行なわれたことがあります。その結果、高知県南国市がトップになりました。２位は日本海側の新潟県の町でした。

高知県と新潟県。地域としては離れている町が「自分の好きな町」の１位と２位になったのですが、その理由がわかりませんでした。なぜそういう一部の町が、突出して「好き！」というのか、その理由が謎だったわけです。

高知県の南国市は小さな町で海沿いにあり、農協と漁協があります。学校では農協や漁協と協力して、米や野菜、魚を納入してもらっています。学校には炊飯器もありますから、子どもたちは自分たちの町で採れた野菜や米、地引網で獲れた魚を食べています。また、田植えや漁も手伝います。

自分たちが関わったものばかりを食べているうちに、自分の町が好きになり、いじめも減り、成績も上がりと、いろいろな効果があったそうです。２番目の新潟県の町も地場の物を幼少時から食べていたそうです。

これらのことから導かれた結論は、自分の町など、地元のものを食べていると、自分の町が好きになるということでした。

私は、これも一種の腸脳相関ではなかろうかと思います。食べたものの情報が脳にいき、自分の育った環境が好きになる。「三つ子の魂百まで」といいますが、たとえば３～10歳の頃までに食べたものは、大人になってもずっと覚えています。それも腸脳相関でしょう。

朝ごはんに何を食べるかといえば、今はパンが多いかもしれません。これは給食の影響が大きいでしょうが、子どものときにごはんばかり食べていれば「ごはん党」になるかもしれない、ということです。

日本食ばかり食べていれば日本が好きになる――。人間というのは、そのようにできているのかもしれません。

第 6 章

健康診断では見つからない危険なシグナル

1 「アンチエイジング・ドック」というものがあるのをご存知ですか？

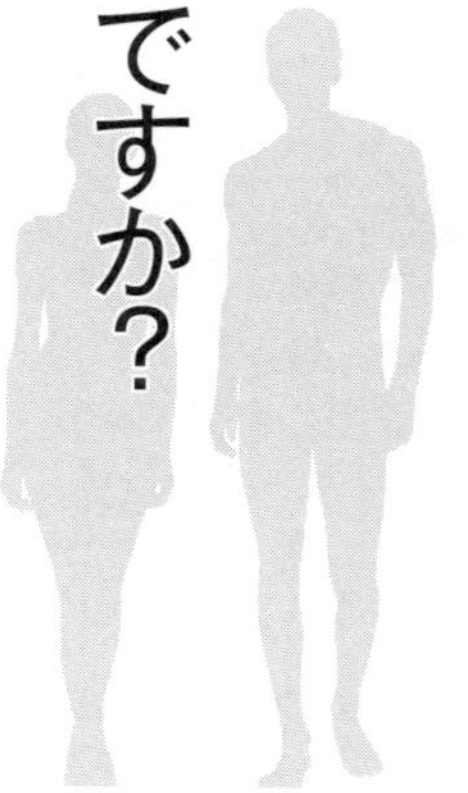

●アンチエイジング・ドックでなにがわかるのか

医学は病気を防ぐことや病気の治療をめざしています。

私たちが定期的に受ける健康診断や人間ドックは、医学の中の「予防医学」によるものです。より正確に述べると、健康診断の目的は生活習慣病の防止、人間ドックはがんの早期発見・予防にあります。

予防医学には1次予防、2次予防、3次予防がありますが、**健康診断は2次予防**に該当します。病気の早期発見・早期治療に結びつけるのが、その役割です。

では、その前の1次予防は何かというと、健康を増進して病気にならない体をつくることです。「食育・知育・体育」などによって生活習慣を改善し、健康増進を図ります。

◉予防には３段階ある――健康診断の目的は？

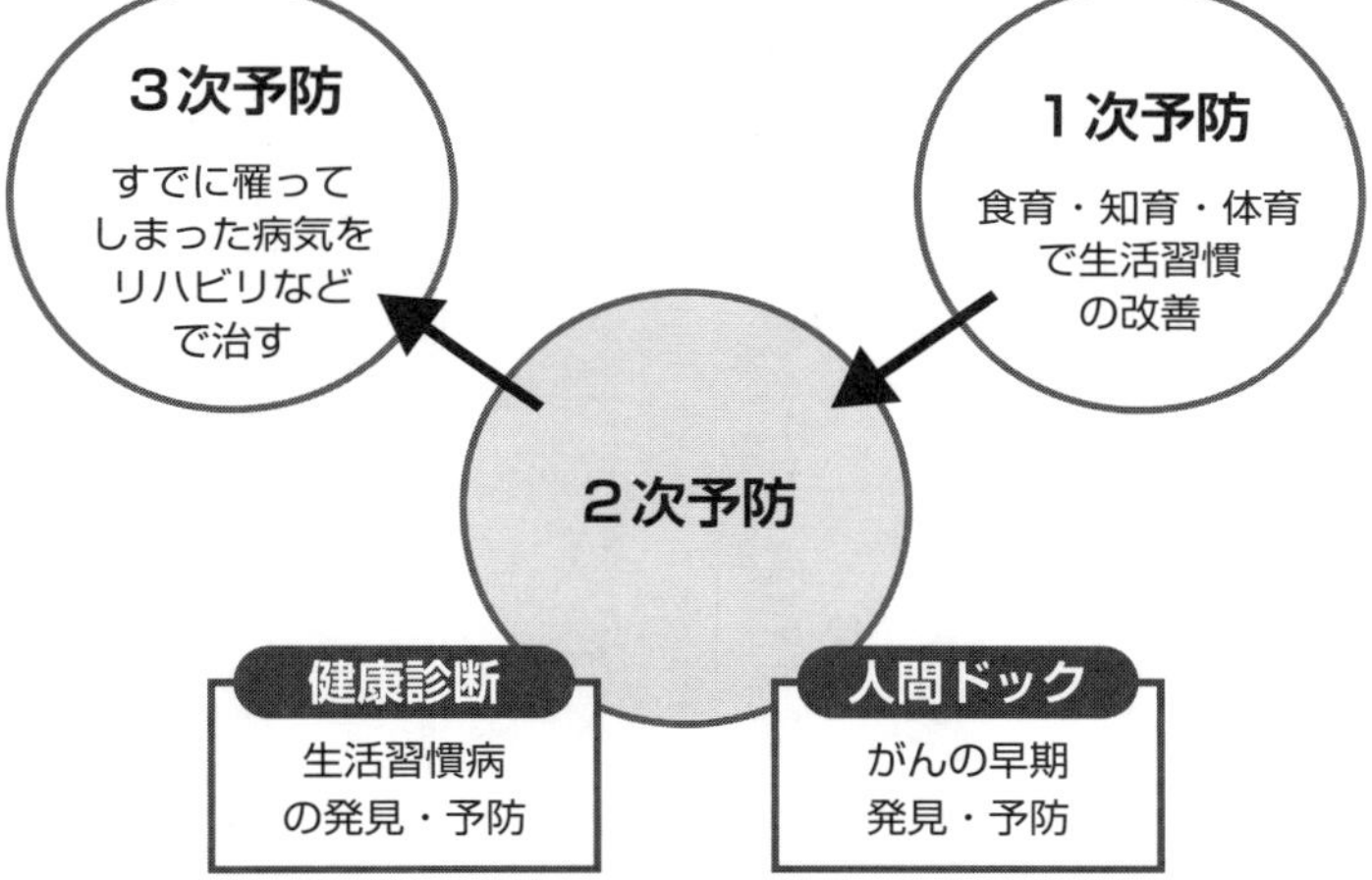

３次予防は、一度罹ってしまった病気に対し、元の体に戻すためのリハビリテーションです。たとえば、「脳梗塞で麻痺してしまった体を元の状態に治す」「がんの再発を防ぐ」などが３次予防になります。

健康診断や人間ドックはおなじみかと思いますが、このほかに**アンチエイジング・ドック**というものがあります。

これは、人間ドックをさらに進化させたもので、**「老化も病気ととらえて早期に発見し、早期に治療しましょう。そして、生活習慣の改善につなげましょう」**というものです。

アンチエイジング・ドックでは、人間の機能年齢（老化度）の衰えを早期に発見して、それを治すことによって体のバランスをとっていくことを提唱しています。

通常の健康診断や人間ドックの項目にはない、「筋年齢、血管年齢、神経年齢、ホルモン年齢、骨年齢」の５つを測定します。

第１章で５つの機能年齢を調べましたが、これはあくまで「問診」という形での簡易診断です。実際のアンチエイジング・ドックでは、これらの機能年齢を精密な医療機器を使って調べます。

さらに、老化を促進する危険因子である「免疫ストレス」「酸化ストレス」「糖化ストレス」「心身ストレス」「生活習慣」の測定も行ないます。普通の人間ドックでは見つからない危険因子を見つけるのがアンチエイジング・ドック独自のものです。

●健康診断の血糖値検査で調べていること

健康診断で調べるのは、血糖関係では空腹時血糖値とヘモグロビンＡ１Ｃ（エー・ワン・シー＝糖化ヘモグロビン）です。

血糖値は食前と食後で変わりますが、健康診断では空腹時に正常な血糖値の範囲に入っているかどうかだけを調べています。

ヘモグロビンＡ１Ｃというのは、血糖値変化のだいたい３〜４週間の平均値です。その平均の数字を見て糖尿病かどうかを評価します。

糖尿病は万病のもとです。糖尿病になると動脈硬化が進み、脳梗塞や心筋梗塞に至りますから、**何はともあれ糖尿病にならないことが重要です。**

しかし、健康診断でのヘモグロビンA1Cだけでは「空腹時以外のときはどうなのか？」や「急激な血糖値上昇の心配はないのか？」といったことはわかりません。

そこで登場するのが、健康診断での空腹時血糖とヘモグロビンA1Cの数字に加えて、老化に関与する物質であるＡＧＥｓ（糖化最終生成物）の蓄積量のチェックです。第3章で取り上げた糖化ストレスの影響を見ていくわけです。

ちなみに、空腹時血糖値やヘモグロビンA1Cの数字は、糖尿病だけでなく、脳梗塞や心筋梗塞が実際に起こる確率との間にも相関関係があります。

しかし、空腹時血糖よりもＡＧＥｓのほうが脳梗塞等との相関係数が高いといえます。

具体的にいうと、ヘモグロビンA1Cが「7」の場合、立派な糖尿病といえますが、たとえ7であっても糖尿病になる人とならない人がいます。

その差は何かというと、ヘモグロビンA1Cがさらに進行してＡＧＥｓ化することのほうが合併症を引き起こすことに直結しているためです。

つまり、**ＡＧＥｓ化の有無、糖化ストレスの強弱で差が出てくる**のです。

●糖化ストレスの強弱はどうやって測るのか

アンチエイジング・ドックでは、どのように糖化ストレスを測るのでしょうか。

糖化ストレスの度合いは、血液中の中性脂肪や、高脂血症の原因となる悪玉コレステロール（LDL）の値から測ることができます。お酒の飲みすぎからもわかります。悪玉コレステロールの値が高かったり、お酒を飲みすぎると有害物質のアルデヒドができるからです。

健康診断での空腹時血糖値とヘモグロビンA1Cによる血糖値の検査も大事ですが、飲酒、中性脂肪、高脂血症も問題であり、そこに共通しているのが糖化ストレスだということです。

●えっ意外？　酸化ストレスが強い人の特徴

また、糖化ストレスとともに「酸化ストレス」も問題です。

酸化ストレスの強い人には次のような人がいます。

①タバコを吸っている人

②紫外線を多く浴びている人

③飛行機のパイロットやキャビン・アテンダント

④過度の運動をしている人

③について補足すると、成層圏を飛んでいると宇宙線やガンマ線といった放射線を浴びます。それらは体に大きなダメージを与えるので、パイロットやキャビン・アテンダントは常に酸化ストレスにさらされるのです。

④については意外に思われた人もいるかもしれませんね。じつは過度の運動をしても酸化ストレスが高まります。

以前、某大学の駅伝部の選手の酸化ストレスを測ったことがあります。いろいろなスポーツのなかでも駅伝は一番消耗が激しいといわれているようですが、彼らの数値は一般人の50～100倍のレベルにありました。

運動をすると細胞のミトコンドリアという部分でエネルギーを産生しますが、その過程でフリーラジカル（活性酸素）が出てきます。通常は体に備わった防御機能でフリーラジカルの害を防いでいるのですが、防ぎきれなくなると酸化ストレスになります。

一般の人の中にも酸化ストレスが強い人が隠れているかもしれません。**酸化ストレスはケアしないと遺伝子の損傷につながり、がんの発生率も上がるので要注意です。**

2 今、健康な人に知っておいてほしいこと ——予防医学としてのアドバイス

●血糖・血圧はこんなときに上がってしまう

私たちが健康診断で知ることができるのは、血糖関係では空腹時血糖値とヘモグロビンA1Cの値だけですが、血糖値は1日のうちで変化しています。

糖尿病まではいかない人が、1日の自分の血糖値がどう変わっていくかを知りたいときには、2週間くらい持続的に測ることのできる血糖測定装置（アボット社のフリースタイルリブレ）があります。この装置は病院でも貸してくれますし、薬局で7000～8000円くらいで買うこともできます。

こういう装置をつけて1日の血糖値の動きを見てみると、いろいろなことを知ることができます。

たとえば、睡眠を10時間ほどたっぷり取ったときの朝食後の血糖値を見ていくと、たいていの

場合、最高でも140くらいしかいかないのですが、睡眠時間が短いときの食後の血糖値は、それよりずっと高くなります。血糖スパイクのリスクが高まってしまいます。

おやつを食べたあとにもポンと上がります。怒ったときも同様で、このような場合、血圧だけでなく血糖値も上がることがわかります。

これは、人の本能によって交感神経、副交感神経が刺激されるからです。

人は本能によって、たとえば好きな人を振り向かせたいと思ったときには「闘う行動」をとります。逆に、ロックオンされた側は、「逃げる行動」をとるかもしれません。

どちらの立場においても、こうした行動はそれなりのストレスとなるため、アドレナリンとコルチゾルが出ます。アドレナリンは副腎髄質から分泌されるホルモンで、ストレス反応の中心的役割をはたしています。コルチゾルはタンパク質や脂質代謝に関与する必須ホルモンです。両方とも血糖と血圧を上げます。

ですから、**なんらかの刺激があって交感神経によってアドレナリンやコルチゾルが出ると血糖と血圧の両方が上がるわけです。**

健康診断で「問題なし」という結果が出た人であっても、血糖・血圧の管理として、こうしたメカニズムがあることを知っておくとよいでしょう。

●肥満外来のダイエット法を健康な人がやってはいけない

私が研究しているアンチエイジングは予防医学ですから、「糖尿病の基準値に達したから治療をする」というのではなく、「病気になる二歩、三歩ほど手前から体をよくしていこう」というのが根本的な考え方です。

ただ、**医師の立場から見て気になるのはダイエットのしすぎです。**「肥満はいろいろな病気を引き起こすから、その予防を兼ねて」と、健康な人までダイエットをする必要はありません。

もともとダイエットは、糖尿病患者の治療のために糖尿病の専門医によって行なわれていたり、肥満外来において肥満の治療法としてあった方法です。

ところが、現在は糖尿病や肥満の治療のためではなく、一般の人が見た目をよくするためにダイエットをしているケースが多くなっています。それは大きな誤りです。

健康な人がダイエットをすると、栄養不足、ビタミン不足、ミネラル不足によって、骨がもろくなったり、基礎代謝のマイナス要因につながるリスクがあることを知っておきましょう。

なお、本書で紹介しているアンチエイジングに関する情報も、「健康な人がより健康増進を求

◉骨を強化して老化防止を！

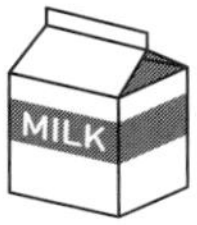

カルシウム

牛乳・乳製品、小魚、小松菜、大豆製品など

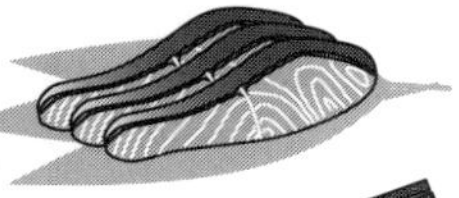

ビタミンD

サケ、ウナギ、サンマ、シイタケ、卵など

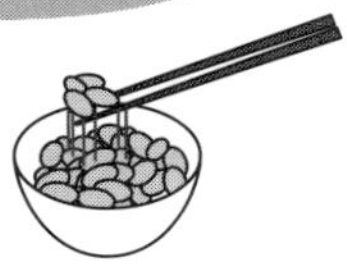

ビタミンK

納豆、ニラ、ブロッコリー、キャベツなど

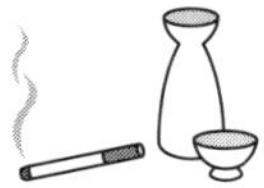

> 上記の食品を摂取しても、飲酒、喫煙、スナック菓子やインスタント食品、コーヒーの頻繁な摂取をすると意味が薄れるので注意しましょう！

める、あるいは病気を予防するためのアドバイス」と受け取ってください。

●もっと骨を強化しよう！

骨の強さを判定する指標に「骨密度」があります。骨の中のミネラルがどの程度あるかを測定するのです。

健康診断では通常、骨密度は測りません。しかし、最近ではオプションで測る機会も増えてきました。

骨密度を測ると、最近は若い女性の骨密度が低下していることがわかります。

私が所属している大学の女子学生を調査してみると、7~8人に1人くらいの割合で骨密度の低下が見られます。

原因としては、中学・高校のときのダイエットが影響しているのか、あるいは牛乳を飲まないことが原因なのか、原因はいろいろと考えられます。

極端なダイエットで何も食べなければ確実に痩せますが、栄養も足りなくなりますし、ビタミン、ミネラルも足りなくなります。すると、骨には確実に悪影響が出ます。骨がちゃんとできないのです。

ちなみに、骨密度は治療しやすいので治すことができます。骨の形成に役立つ栄養素を積極的に摂るようにしましょう。

20代にもいる！　ホルモン分泌の低下に要注意

25〜30歳という人でもホルモンの分泌が下がって、メラトニンやＤＨＥＡというホルモンが少ない人がいます。

メラトニンはよい睡眠に不可欠なホルモンで、寝ている間につくられます。

ＤＨＥＡは体の炎症を抑えたり、インスリンの働きを助けるなど、さまざまな働きを持つホルモンのことです（ＤＨＥＡについては172ページからくわしく解説します）。

こうしたホルモンの分泌が落ちると、たとえば女性であれば卵巣機能が弱くなり、少し年齢が上がってから出産を願っても、なかなか妊娠しづらいということが起こります。

最近問題になっている少子高齢化、晩婚化、高齢出産化ということを考えると、体に負担のかかるダイエットは見直すべきでしょう。

また、**過度なダイエットは酸化ストレスや糖化ストレスが強くなり、心身のストレスも強くなって、うつ病寸前の状態になってしまう人もいます。**

それとともに免疫力が非常に落ちるので、仕事のパフォーマンスの低下など、悪影響が避けられなくなります。

◉ 内臓脂肪はどこに貯まるか？

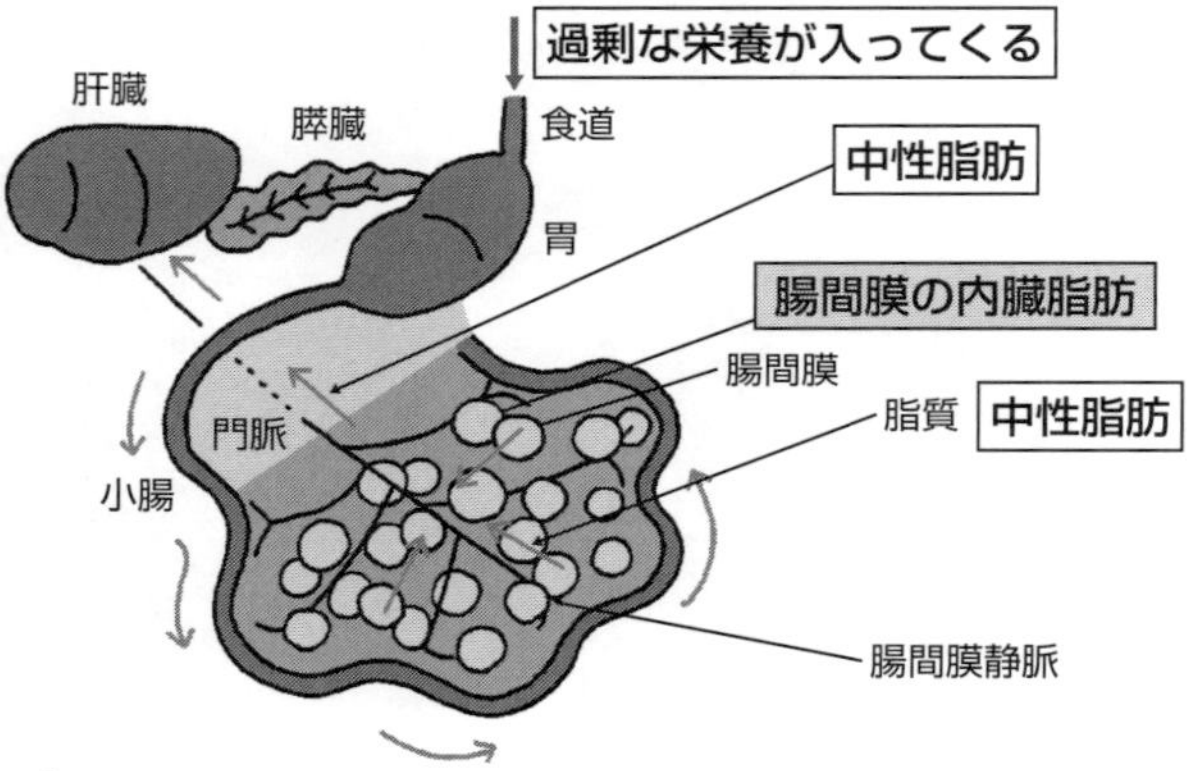

腸間膜に内臓脂肪が貯まる ➡ メタボに

ています。小腸で吸収された栄養分はすべて腸間膜静脈→門脈を経由して肝臓に運ばれます。

余分な栄養は腸間膜に溜まります。この腸間膜とはどういうものかといえば、小腸が８m以上もあるので、そのままでは体内でグニャグニャになってしまいます。また、その長い小腸に扇状に血液を送って静脈に戻さないといけません。そのための膜になっているのが腸間膜です。

肝臓で処理しきれなくなった栄養が腸間膜に溜まったものが内臓脂肪です。折りたたまれてグニャグニャになってお腹の中に詰まっている内臓脂肪。この内臓脂肪がだんだんと増えると「メタボ」になります。

Column 7

メタボの腹囲はなぜ男性85㎝・女性90㎝？

内臓脂肪は皮下脂肪の内側にあります。

お腹をつまんで脂肪がついていると思うのは皮下脂肪です。内臓脂肪はその内側にあって、内臓脂肪が溜まっている人は、色も見た目も卵焼きが詰まっているような感じです。

メタボの「内臓脂肪の基準値」は「おへその位置での腹囲が、男性85㎝以上、女性90㎝以上」となっています。

ではなぜ、「男性85㎝以上、女性90㎝以上」なのでしょうか。

日本肥満学会が1200人の内臓脂肪をＣＴスキャンで測定して調査したところ、内臓脂肪の面積が100㎠を超えると、それ以下の人に比べて高血糖・高脂血症・高血圧を合併している人の割合が50％以上高いことがわかりました。

人の脂肪細胞からは、生体反応を制御している「アディポサイトカイン」という生理活性物質が分泌されているのですが、内臓脂肪が増えてくると、その分泌が狂ってくるのです。

内臓脂肪の蓄積を知るには、本当は内臓脂肪の面積を知りたいのですが、健康診断でＣＴで測定するのは大変です。そこで簡便な方法で代用するために、おへその位置の腹囲を目安にしました。

内臓脂肪の面積100㎠に相当する腹囲は、男性84.4㎝、女性92.5㎝で、そこでメタボの「内臓脂肪の基準値」は男性85㎝以上、女性90㎝以上となったのです。

「なぜ女性のほうが５㎝も大きいのか？」ですが、同じ量の内臓脂肪があるとしたら、女性のほうが皮下脂肪の多い分だけ、おへそあたりの腹囲が大きいからです。

では、内臓脂肪はどこへ溜まるのかというと、栄養が過剰だと、肝臓で代謝処理できなくなって途中に溜まります。「途中」というのは小腸と肝臓の間の腸間膜というところです。

小腸は長さ８～９ｍです。多くのヒダがあって栄養分を効率よく吸収する能力があります。その表面積はテニスコート１面分ともいわれ

3 健診ではチェックしないホルモン分泌は アンチエイジング上では無視できない存在

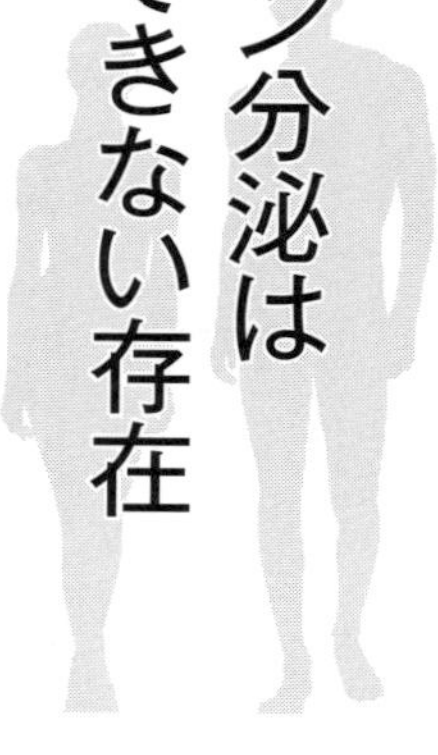

「長生きする人」がわかってしまうホルモンがある

先ほど「若い人でもホルモンの分泌が下がってＤＨＥＡというホルモンが少ない人がいる」といいましたが、ここでホルモンについてくわしく見てみましょう。

ホルモンは健康診断で測ることはありません。自費で測ることはできますが、保険適用では測ってもらえません。しかし、アンチエイジング・ドックでは測ります。

ＤＨＥＡ（Dehydroepiandrosterone：デヒドロエピアンドロステロン）は、体内に最も豊富に存在するホルモンで、免疫機能の維持やストレスに対する抵抗力、生活習慣病のリスク低減などに関わっています、

また、**血液中のＤＨＥＡ濃度が高い人は長生きすることがわかっています。**

ＤＨＥＡの濃度は加齢に伴って男女ともに減っていきますが、30歳くらいの若い女性に、かなり濃度の低い人がいます。

こういう人たちにはＤＨＥＡを補ってあげないと、「妊娠しづらい」「冷え性が強い」「むくみやすい」「やる気が出ない」といった症状が出てきます。

冷え性の原因として、便秘がひどくて悪玉菌が繁殖して腸内で毒素を出し、それが血中に入って冷え性になること、つまり腸内細菌の異常が原因の1つと考えられます。

しかし、冷え性のもう1つの原因こそＤＨＥＡの異常です。もし冷え性の原因がＤＨＥＡによるものであれば、ＤＨＥＡを経口投与することで改善できます。

●女性ホルモンの減少で骨粗しょう症が起こる

ホルモンは体の中の内分泌腺でつくられ、エストロゲンという女性ホルモンは卵巣でつくられます。

40歳くらいになると、だんだんと卵巣機能が衰えて更年期がはじまる人もいて、閉経すると卵巣機能が停止するため、女性ホルモンはつくられなくなります。55歳以降になると更年期症状として、のぼせ、ほてり、発汗、不眠といったことが起きてきます。

女性ホルモンの影響として、加齢とともに表われる症状の1つに、骨粗しょう症や動脈硬化、

膣の渇き、尿失禁などがあり、アルツハイマー病にも関係しているといわれています。

女性ホルモンは、動脈硬化を防ぐ作用や破骨細胞を抑える働きをしているので、閉経で女性ホルモンが生成されなくなると、破骨細胞がどんどん活性化して骨を壊すということが起き、骨粗しょう症になりやすくなるのです。

●寿命に関係しているホルモンの親玉「ＤＨＥＡ」

ＤＨＥＡは、人の体の中に最も多く存在するホルモンです。ＤＨＥＡは寿命にも関係がありますし、免疫力、ストレスに関する抵抗力にも関係があり、いわばホルモンの親玉です。

ですから私は、ＤＨＥＡから「ホルモン年齢」を知る方法がいいと思っています。

というのも、女性ホルモンはＤＨＥＡから分かれてできますし、コルチゾルというストレスホルモンも同じような構造です。ＤＨＥＡから50種類くらいのいろいろなホルモンが出てくるということなのです。

もし、その親玉ホルモンのＤＨＥＡが体の中で減ってしまうと、そのほかのさまざまなホルモンにも影響します。閉経後に卵巣で女性ホルモンがつくられなくなると、ＤＨＥＡを材料にしてつくるしかなくなります。

しかし、ＤＨＥＡについて、すべてがわかっているわけではありません。というのも、ＤＨＥ

◉生命や種族の維持に必須のステロイドホルモン

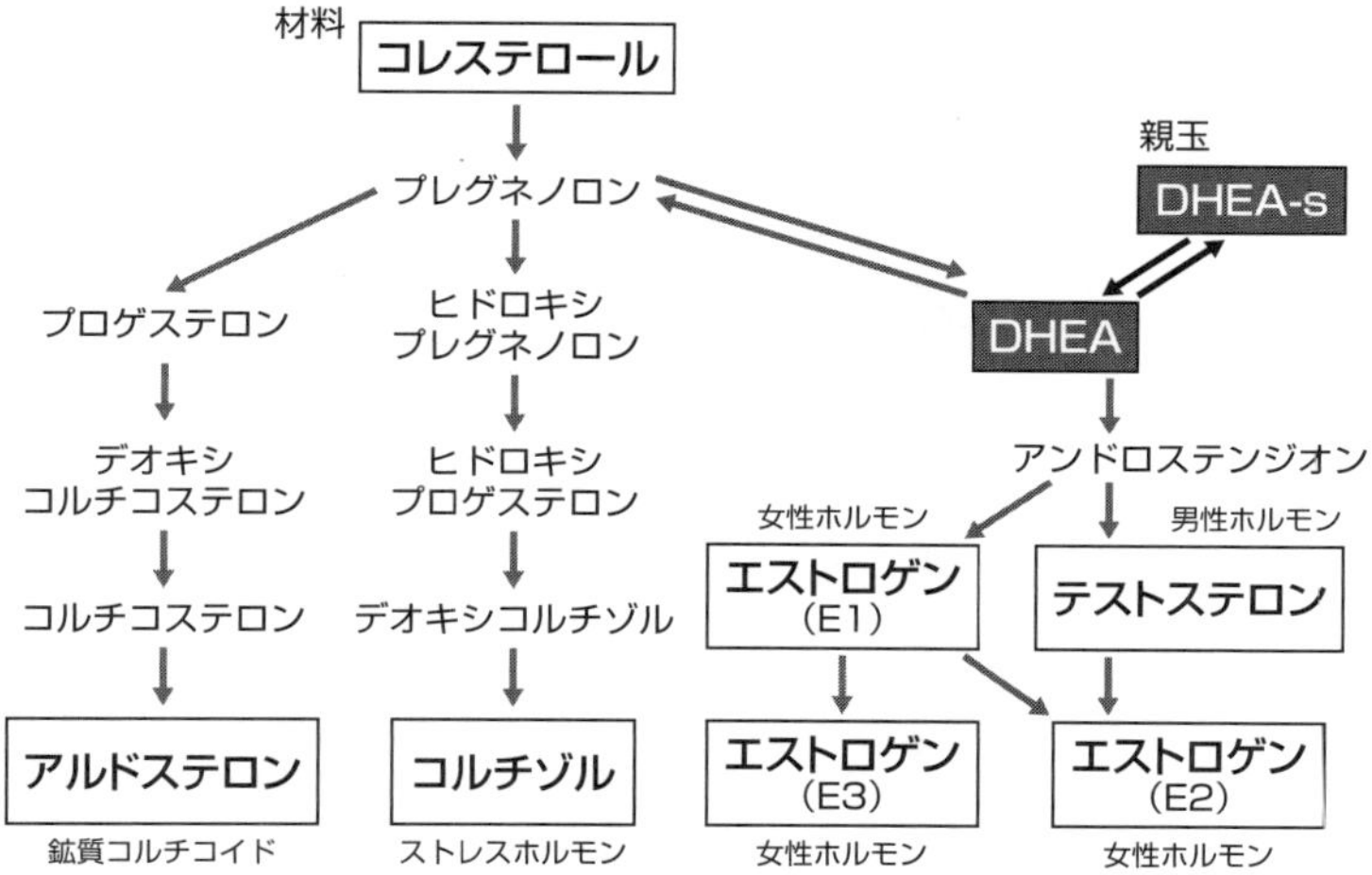

「ステロイドホルモン」とはコレステロールから生成されるステロイド核を持つホルモンです。副腎、精巣、卵巣等の内分泌器官より分泌され、生命や種族の維持に必須のホルモンとなります。加齢に伴う性ホルモンの生理的減少として、閉経後や男性更年期になると、動脈硬化や糖化ストレスによる悪影響などを考慮することになっていきます。

A分泌が高い人では、閉経後も女性ホルモンが検出されますが、DHEAが低い人では女性ホルモンが検出されなくなるからです。

DHEAには、直接的な作用と、いろいろなホルモンに分かれて発揮する間接的な作用の2つがあり、このため、DHEAの作用のおよぶ範囲がわかりにくいのです。

そういう面はありますが、DHEAの血中濃度を測ることは大事です。寿命やストレスに対する抵抗力、免疫力に間違いなく関係しています。

DHEAの血中濃度を測りた

い場合は、日本抗加齢医学会のホームページにある認定医療施設に問い合わせてください。
http://anti-aging.gr.jp/members/nintei/list_shisetu.html
費用は目安として８０００～１万円程度で、健康保険は適用されません。施設によってはアンチエイジング・ドックに組み込まれていたり、人間ドックのオプション扱いになっていて単体では測定できない場合もあります。
なお、ＤＨＥＡの血中濃度が適性でない場合は、次のような点を心がけましょう。
①運動と筋トレを心がける…運動不足の人は運動を。筋肉・筋力不足も是正しましょう。
③しっかり睡眠をとる…睡眠不足を避け、また睡眠の質を高めましょう。
③酸化&糖化ストレスを減らす…酸化や糖化によって生じた老廃物がＤＨＥＡ産生細胞に蓄積することがわかっています。

男性は短パンをはいて睾丸を冷やすべし

男性ホルモンの代表格はテストステロンです。このホルモンは、主として睾丸（精巣）の間質細胞で生成されます。

このホルモンの作用としては、男性生殖器の生育と前立腺の調整、精子生産を促すといった男性らしさを表わす働きがあります。男性らしさといえば筋骨隆々といったイメージがありますが、文字どおり筋肉や骨を形成するのを助けます。脳神経に対しても作用があり、より積極的になる、性衝動が強くなるといった作用があります。このホルモンが増えすぎると、性衝動が強くなりすぎて、攻撃性が増すといった問題が生じる場合があります。

近年はテストステロンが多すぎることよりも少なすぎることが社会問題になっています。10代から20代にかけてテストステロン分泌が順調に増えればよいのですが、順調でないケースが増加しているのです。

私が小学生の頃は夏でも冬でも毎日半ズボンを履いていましたが、今は長ズボンを履く子が多くなりました。本来、**睾丸は冷やしたほうがよいのです。**睾丸は股間の部分で身体の外にぶらさがっていますよね。これはできるだけ体温の影響を避けるための構造なのです。

今の子どもは睾丸を暖めすぎです。これではテストステロン分泌が増えないし、精子形成もうまくいきません。不妊治療を行なうクリニックでの調査結果からも、精子形成能力が低下した男性が増加していることがわかっています。私は、「床暖房（オンドルも含む）は男の子の性的発育にはもってのほか」と次世代を担う男女学生たちに指導しています。

●男性更年期を防ぐ方法

テストステロン分泌は、40代ぐらいから精巣機能の衰えとともに徐々に減ってきます。そのた

◉テストステロンの加齢に伴う変化

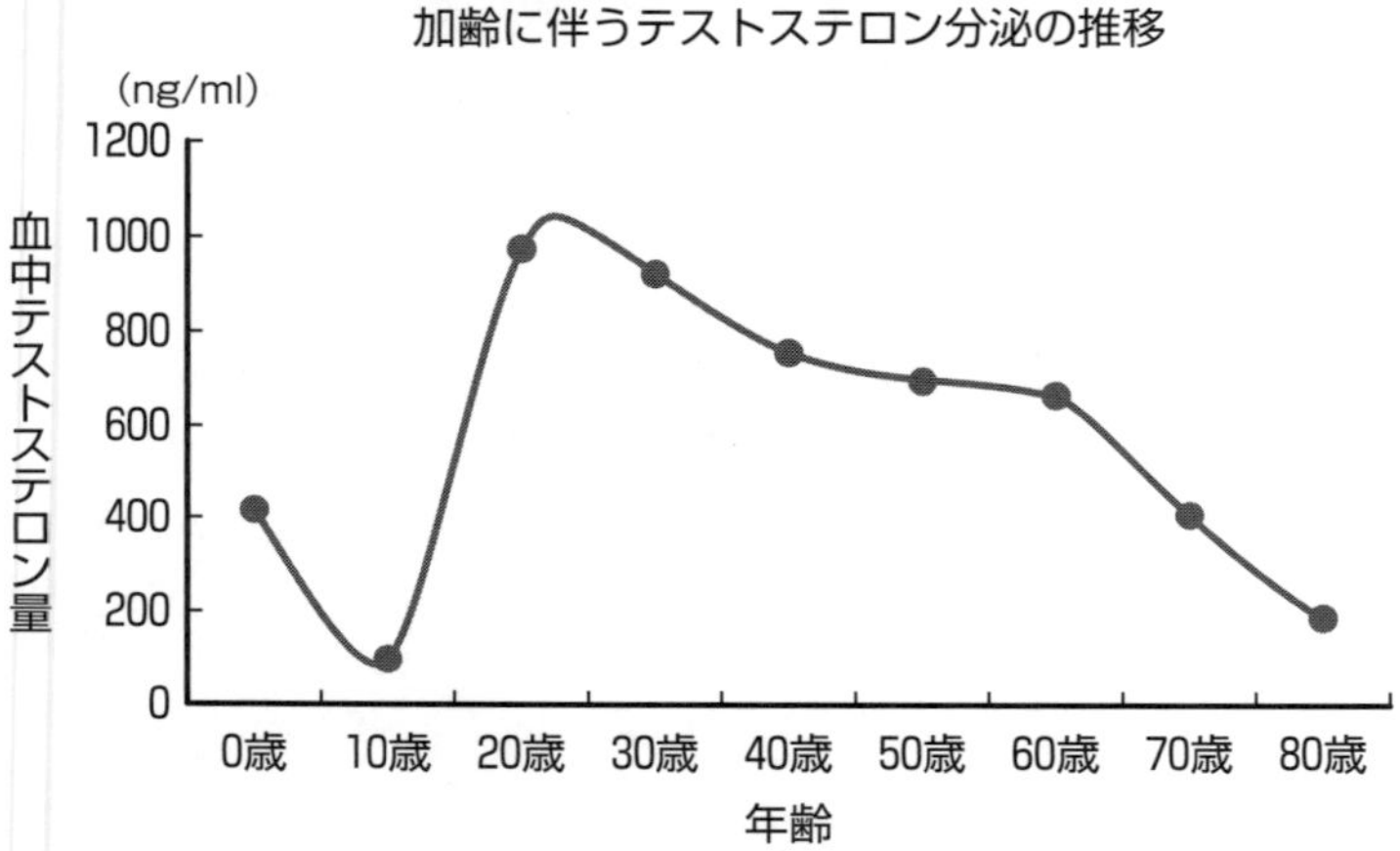

出典：『抗加齢医学　入門』米井嘉一（著）、慶應義塾大学出版会（2011）

め、男性は、その頃から性的な機能の衰えを自覚しはじめます。

このような状態は**男性更年期**と呼ばれます。性的衝動ばかりでなく、積極性の低下、意欲の低下や抑うつ傾向が見られることがあります。

問題はこの症状が「うつ病」と区別がつきにくいことです。

男性更年期の症状にはテストステロンやＤＨＥＡの投与が奏効します。しかし男性更年期にもかかわらず、うつ病と診断されて、抗うつ剤を処方されると悲劇が起こります。なぜなら、男性更年期の症状に抗うつ剤の副作用（口渇・性衝動の低下）が加わるからです。

テストステロン分泌の減少による抑うつ症状に抗うつ剤はまったく無効です。ただでさえ更年期で性衝動が衰え、勃起不全（ＥＤ）になりがちなところに、抗うつ剤が加わり、ダメ押しの如く完全にEDに陥ってしまうでしょう（本当は精神神経科の先生がもっと勉強して、うつ病と男性更年期障害を的確に診断してくれるとよいのですが……）。

「自分がうつ（抑うつ状態）かな」と思ったら、血中のテストステロンやDHEAを測ってもらいましょう。テストステロンは泌尿器科で測ってくれます。DHEAの測定については176ページの文中を参照してください。

では、ここで男性更年期障害を防ぐ方法をいくつか提案します。

①男は冷やすべし…身体を冷やすことは精巣を刺激してテストステロン分泌を促し、精子産生の強化につながります。具体的方法を過激な順に挙げると、寒中水泳、滝にうたれる修行、冬の裸祭り参戦、オーロラ観察、わかさぎ釣り、ウインタースポーツ（スキー、スケート）、水泳、サウナの後の水風呂などがあります。自分に合った無理のない方法を選択しましょう。

②身体を動かすべし…運動により下半身の血流を増やすことが大切です。睾丸（精巣）に酸素と栄養を供給します。ウォーキング、ジョギング、水泳なんでも有効。長時間座って仕事をする人は下半身の血流がうっ滞するのでとくに要注意です。できれば1時間おきに2、3分でも身体を動かせればよいのですが。

③睡眠の質を高める…睡眠は重要です。過労やストレスがあるとテストテロン分泌が低下し、精子産生量が低下します。休養と睡眠でストレスによるダメージから十分回復させる必要があります。不規則な生活やアルコールの摂りすぎ、夜更かしを改め、早起きになりましょう。

④男性更年期によい食習慣にする…「更年期によい食習慣を」と威勢よく掲げましたが、じつはエビデンスレベルが高い食材は少ないのが実情です。「ネベネバ系の食材（納豆、オクラ、山芋、なめこ）はムチンが多く含むからよい」などの情報がありますが、データは乏しいです。ただし、これらの食材を積極的に摂取することは悪くないと思います。男性更年期の外来ではビタミンB12、ビタミンE、ビタミンCなどのビタミン、亜鉛などの微量元素、抗酸化物質（コエンザイムQ10、アスタキサンチン、ポリフェノール）などを推奨しています。システインスルホキシドを多く含むタマネギエキスが有効との報告もあります。

ただ、これでは読者に申し訳ないので、これまでの臨床経験からおすすめの一品を紹介します。それはアミノ酸の一種である**アルギニン**です。分量は1回当たり５００～１０００㎎ですが、アルカリ性が強いアミノ酸なので、副作用を避けるためにクエン酸（３００～５００㎎程度）といっしょに摂取しましょう。独特の匂いがありますが、我慢してください。

◉毛髪の構造

毛髪は外側からキューティクル、コルテックス、メデュラの3層から成り、8割以上がケラチンタンパク、約1割が水分から構成されています。根元にあるのが毛球で、頭皮の毛細血管を通じて酸素と栄養の供給を得て、活発に細胞分裂を繰り返し、髪の毛をつくります。

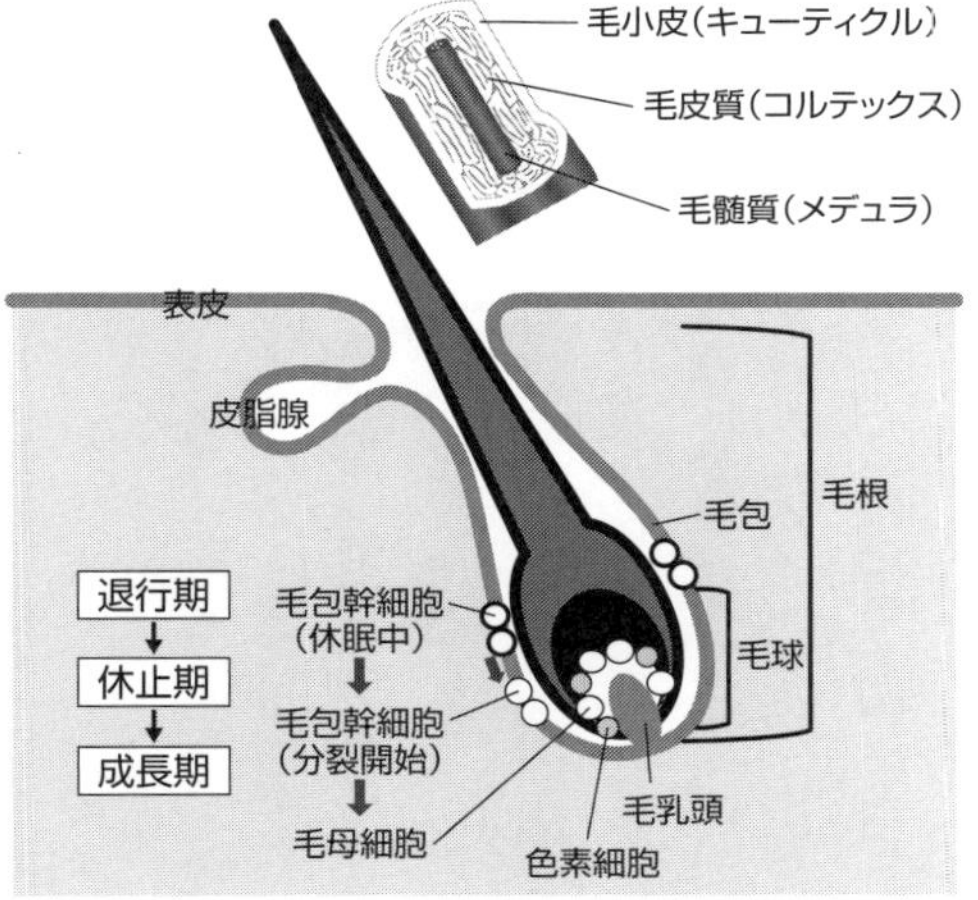

出典：『抗加齢医学入門（第3版）』米井嘉一（著）、慶應義塾大学出版会（2019）

●薄毛の原因にもホルモンが関係している

加齢とともに、白髪や薄毛といった髪の悩みも増えてくるものです。

毛髪の発育には、①成長期、②退行期、③休止期の3段階があり、2～6年間の①を経た後に1～2週間の②になり、数か月間の③に移ります。健康な人の毛髪は約10万本といわれており、85～90％が成長期、残りは退行期または休止期にあります。

若くて健康な人の毛髪はしなやかで切れにくく、太いことが特徴です。高齢者の毛髪はごわごわして束ねにくく、もろく切れやすくなり、1本1本が細くなります。

毛髪の黒い色は色素細胞が産生するメラ

ニン色素の色によるものです。色素細胞は毛根に分布し、毛髪に色素を供給して黒い髪をつくります。色素細胞がなんらかの原因によって機能障害に陥ると白髪が生じます。

一般的に白髪は30代後半から50代後半にかけて始まりますが、個人差が大きく、20代で白髪になることもあります。**動物実験では心身ストレスを過剰に与えることにより色素細胞がダメージを受けて、白髪が生じることがわかっています。**私も白髪があるのですが、これは30代、40代の頃に勤務先の病院で月10回近く当直をした際の心身ストレスが原因ではないかと考えています。

30代、40代の男性で若くして薄毛になる場合があります。これは男性型脱毛症と呼ばれますが、その原因は男性ホルモン作用（専門用語でいうとアンドロゲン）です。頭頂部や前頭部を中心に、細く短い毛となり、髪の毛の密度、本数が減ってしまうのです。毛髪周期にも変化が表われます。成長期が短くなるため、成長期の毛髪の割合が5〜6割までに減り、退行期、休止期にある毛が増えます。休止期の毛はやがて抜けるため、薄毛になります。

男性ホルモン作用には、①睾丸（精巣）でつくられる「テストステロン」と、②毛根に存在し、頭皮に悪影響を与える5αリダクターゼという酵素がテストステロンと結びつくことによってつくられる「ジヒドロテストステロン（DHT）」の2種類があります。テストステロンとDHTを比べると、男性ホルモン作用が強いのはDHTで、体にはテストステロンが低下した際、その機能を補うためにDHTを増やすしくみが備わっています。したがって、**男性型脱毛症の敵はD**

HTです。DHTは薄毛のみならず前立腺肥大の原因にもなります。

私の見立てによると、男性型脱毛症には大きく分けて2つのタイプがあります。

一番目は、精巣におけるテストステロン分泌が旺盛で、その一部がDHTになって薄毛になるパターンです。欧米でよく見かける「美女と野獣」ならぬ「美女とスキンヘッド」のカップルなどは、テストステロン分泌が旺盛な典型例なのかもしれません。

二番目のタイプは加齢やストレスなどが原因でテストステロン分泌が低下し、それを代償するために酵素（5αリダクターゼ）活性が高まりDHTが増えるパターンです。

男性の薄毛治療には5αリダクターゼを阻害する物質が用いられます。これを使ってDHTを減らすわけです。この酵素を阻害すれば、薄毛対策にもなるし、前立腺肥大にも効果があります。

5αリダクターゼ阻害物質としてはノコギリヤシ抽出物や医薬品の「フィナステリド・デュタステリド」があります。また、ミノキシジルという血管を拡張させて毛根の栄養状態を改善する成分も使われます。市販の「リアップ」の主成分はミノキシジルです。医療用ミノキシジルとは濃度が異なるだけの違いです。

ただ、**ここで注意したいのが、5αリダクターゼ阻害薬を用いると男性ホルモン機能が減ってしまい、勃起不全（ED）や精力減退といった副作用が起きやすくなる点**です。

私たちの研究室では、ヘアケアを専門とする株式会社コルケムから支援を受けて、5αリダクターゼ阻害物質の副作用も研究課題にしています。薄毛改善の相談を受けた際は、栄養療法（ビタミン・アミノ酸）、フィナステリド、ミノキシジルの組み合わせ療法を行なっているクリニックを紹介しますが、この5αリダクターゼ阻害物質の副作用を考慮し、前述したＤＨＥＡやテストステロンを適量補うといった提案もしています。

現在、白髪や薄毛の悩みに直面していない人であっても、毛根の細胞をうまく分裂増殖するための**「アンチエイジング的ヘアケア」として、①十分な栄養（タンパク質・アミノ酸・ビタミン）を摂る、②成長ホルモン・成長因子の分泌を刺激する、③心身のストレスを過剰にしない、④頭皮の血流維持を心がけることをおすすめします。**

さらに補足すると、タンパク不足や頭皮の血流障害があると、若くて健康的な毛髪がうまくつくれなくなります。何よりストレスが過剰になる状態は避けてください。眠りの質が悪くなって成長ホルモン分泌が低下しますし、頭皮を支える筋肉が緊張して血流が低下します（肩こりならぬ「頭皮こり」の状態）。

ちなみに、私は長時間労働の後は**ヘッドスパ**のお世話になっています。これは、頭皮の洗浄やマッサージなどを施して髪と頭皮を活性化させるヘアケアで、昨今では男性用のヘッドスパ専門店も登場しています。施術の際、唾液を垂らしながら眠ってしまっても恥じることはありません。交感神経がゆるんで副交感神経が刺激され、リラックスしている証拠。正常な反応です。

●中高年になっても若さを保つ「成長ホルモン」が欠かせない

成長ホルモンは、「人の成長に欠かせないもの」とされ、実際、細胞分裂やタンパク合成を活発化させ、背を伸ばし、筋肉をつくり、骨をつくります。

「背を伸ばし、筋肉をつくり、骨をつくり」と聞くと、10代の人に関係しているように思えるかもしれません。しかし、成長ホルモンは成長期だけでなく、中高年になっても若さや健康のために大切な役割をはたしているのです。


成長ホルモンは、睡眠、食事、運動によって出るのですが、この成長ホルモンが肝臓に作用して「ＩＧＦ－１」というセカンドメッセンジャー・ホルモンになります。

成長ホルモンは不規則で直接的に測ることがむずかしいため、アンチエイジング・ドックでは、より安定しているＩＧＦ－１で成長ホルモンの量を間接的に測ります。


成長ホルモンは、男女に限らず、年齢とともに減っていきます。

さまざまな理由がありますが、まずタンパク質の不足によって、成長ホルモンをつくる材料が不足することで成長ホルモンができないこともあります。

また、炭水化物の摂りすぎで血糖値が上がると、成長ホルモンの分泌がピタッと止まることもあります。

さらに、成長ホルモンの分泌は睡眠との関係が深いと考えられています。睡眠不足、ストレスによる睡眠の質の低下など、睡眠が原因となって成長ホルモンが減る場合があります。

中高年にとって最も危険なのは睡眠時無呼吸症候群です。成長ホルモンの分泌量の少ない人の中には睡眠時無呼吸の人がかなり存在します。

睡眠時無呼吸症候群は女性より男性のほうが多く、**太り気味で二重あごであるとか、表情筋や咬筋《こうきん》といった噛む筋肉が衰えてくると、のどの気道が狭くなっていびきをかくようになります。そうすると無呼吸になってくるケースがあります。**

予防のためには表情筋や咬筋のトレーニングが有効です。

表情筋をきたえる方法として口閉じトレーニングがあります。パタカラ、フェイシャルフィットネスPAOといった補助器具が売られています。

咬筋をきたえるコツはよく噛んで食べることです。白飯を少しずつ玄米に代え、よく噛む習慣をつくるとよいでしょう。

では、次章では睡眠とアンチエイジングとの関係を見ていくことにしましょう。

第 7 章

アンチエイジングのカギは「質のいい睡眠」にある!

1 睡眠導入剤を使った眠りは完全な眠りとはいえない

●理想的な睡眠は「5サイクル」

よく**「睡眠は長さよりも質が大事だ」**といわれます。たしかに、人生の3分の1は睡眠時間ですから、睡眠が人の体に重要な役割をはたしていることは間違いありません。

その睡眠の役割ですが、まず睡眠中に脳波がどう変わるかというところから押さえておきましょう。

睡眠にはレム睡眠（Rapid Eye Movement sleep）とノンレム睡眠があります。

レム睡眠は「夢を見ている状態」です。夢を見ているときは、本人の目が動いています。これがレム睡眠です。一方、**ノンレム睡眠とは「ぐっすり眠っている状態」**です。脳は起きてなく（覚醒していない）、目も動いていません。

ノンレム睡眠ではシータ波（脳波の1つ）が出始めて眠りに入り、その後にデルタ波（これも

◉レム睡眠とノンレム睡眠の周期

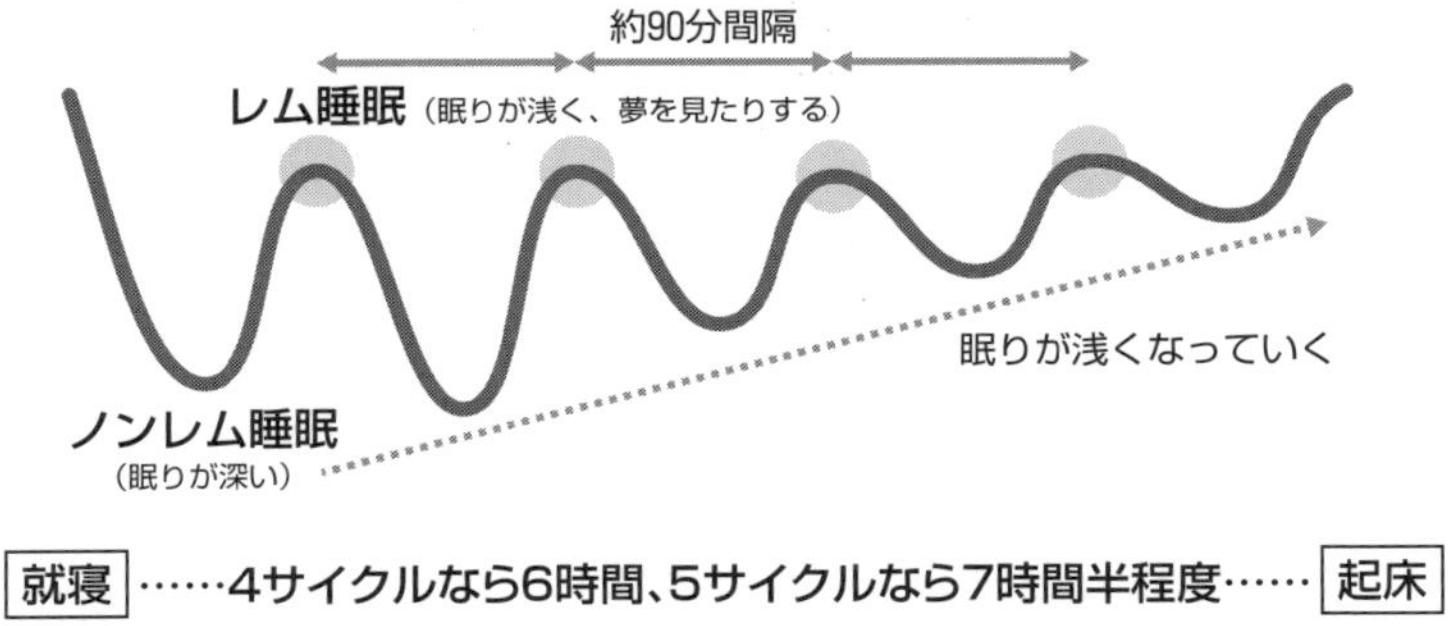

脳波）が出てくる頃が一番眠りの深い熟睡状態です。

この段階をすぎると、またシータ波が出てきて眠りが浅くなります。目の覚めやすい「夢」を見ている状態（＝レム睡眠）になります。**このサイクルが短い人で70分、平均すると90分くらいです。**

一般に、ひと晩でこのサイクルを4～5回繰り返します。

1サイクル＝90分とすると4サイクル×90分＝360分（6時間）になります。

もし5サイクルだったら7～7時間半くらい。**私は5サイクル睡眠というのが理想的な睡眠だと思っています。**

ただし、同じ5サイクルといっても、年齢によって1サイクル当たりの時間が違います。

新生児の睡眠サイクルは40～60分、3～4歳で60～80分、5～10歳で大人と同様の90～110分くらいの周期になります。1サイクルの時間は加齢とともに短くなり、高齢者は80分ほどです。

個人差もありますが、子どもは5〜6サイクルで8〜9時間も眠ることができ、若い人は5サイクルで7時間半〜8時間、50〜60歳になってくると7時間ほどになります。

●睡眠導入剤を飲んでいるか否かは脳波ですぐわかる

私たち医師は、脳波からその人の置かれた情報をつかむことがあります。

たとえば、交通事故にあった患者さんに対して脳波の検査をします。この検査は目が覚めている状態で、脳に損傷がないかどうかを調べなければなりません。しかし、患者さんの脳波にシータ波（浅い眠りに入るサイン）が出てくることがよくあります。そこで、医療関係者は「寝てはいけませんよ」と声を掛けます。そして、患者さんがハッと起きるとシータ波は消えます。

ちなみに、脳波には「アルファ波」や「ベータ波」「デルタ波」というものも知られています。アルファ波は、リラックスしているとき（副交感神経系が優位なとき）に出る脳波です。逆に、ベータ波はふつうの意識状態（覚醒モード）、あるいは緊張状態（戦闘モード）にあるとき（交感神経が優位なとき）に出る脳波のことです。デルタ波はノンレム睡眠の第3段階・第4段階の、最も深い睡眠状態に特徴的な脳波です。

眠りの質を脳波から見抜くこともあります。

最近は「睡眠導入剤を処方してください」という睡眠障害ぎみの人も多くなっているので、お医者さんも深く考えずに処方しているケースがあるようです。

ただ、**眠れない人の睡眠の治療に睡眠導入剤を投与すると脳波が変わってしまいます。**睡眠導入剤を使った特有の脳波になってしまうのです。脳が昏睡に近い状態になるため、**起こされた時に意識がもうろうとしたり、覚醒するのに苦労するようになります。**

とくに抗不安薬系のベンゾジアゼピンの睡眠導入剤を使うと、確かに眠ることはできるのですが、眠りの質が違うようです。というのは、そのような患者さんの脳波を見ると、「異常」といってもよいレベルの非生理的な脳波になっているからです。

ノンレム睡眠の深い眠りの段階に表われるデルタ波が減ってしまい、「ベンゾジアゼピン速波」といわれる異常脳波が表われます。このため、その脳波を見た瞬間、「これは睡眠導入剤を服用している患者だ」と一瞬で判断できます。

とはいえ私自身、夜間フライトなどで眠らないと体力がもたないときには睡眠導入剤のお世話になります。ただ、睡眠の質には普段から十分に気を配っているので、睡眠導入剤を使った睡眠が「完全な眠り」とはいえないことを実感し、極力頼らないように努めています。

2 ぐっすり眠れたし、よく夢も見た「若い頃の睡眠」に戻ることはできるか

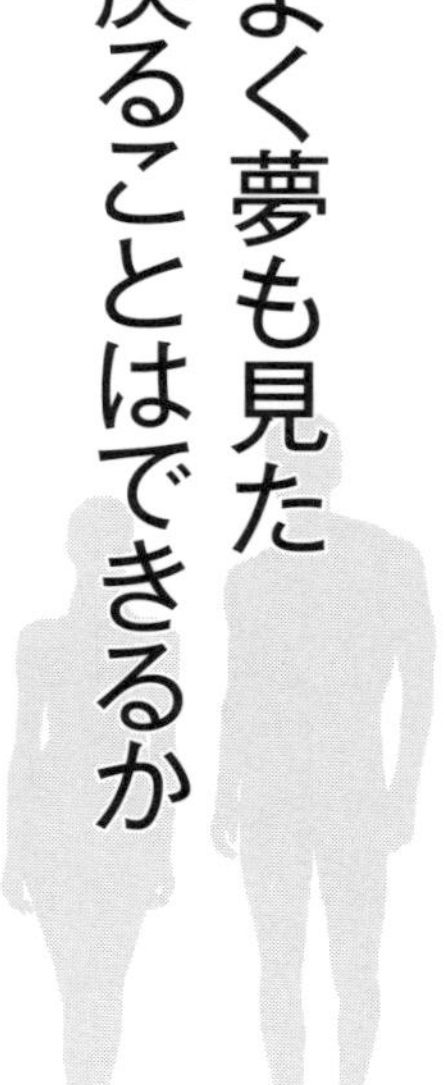

●睡眠の質を上げるメラトニンの効果

「メラトニン」という睡眠に深い関係を持つホルモンがあります。

このメラトニンは、医師による処方が必要な薬としても存在しています。メラトニンはもともと人間の体内にあるものなので、薬として飲んでも脳波に異常な波形が出ることはありません。

昨今、睡眠障害は子どもにも増えています。**子どもが睡眠障害になった場合、多くの小児ドクターは安全性が高いメラトニンを処方します。**

ただし、このメラトニンは、99・999という高い純度を持つ「実験用試薬」です。本来は医薬品ではないけれども、子どもの睡眠障害を治療するために必要な薬であることを親御さんに納得してもらい、承諾を得たうえで処方して出しています。

◉加齢に伴う血中メラトニン分泌の推移

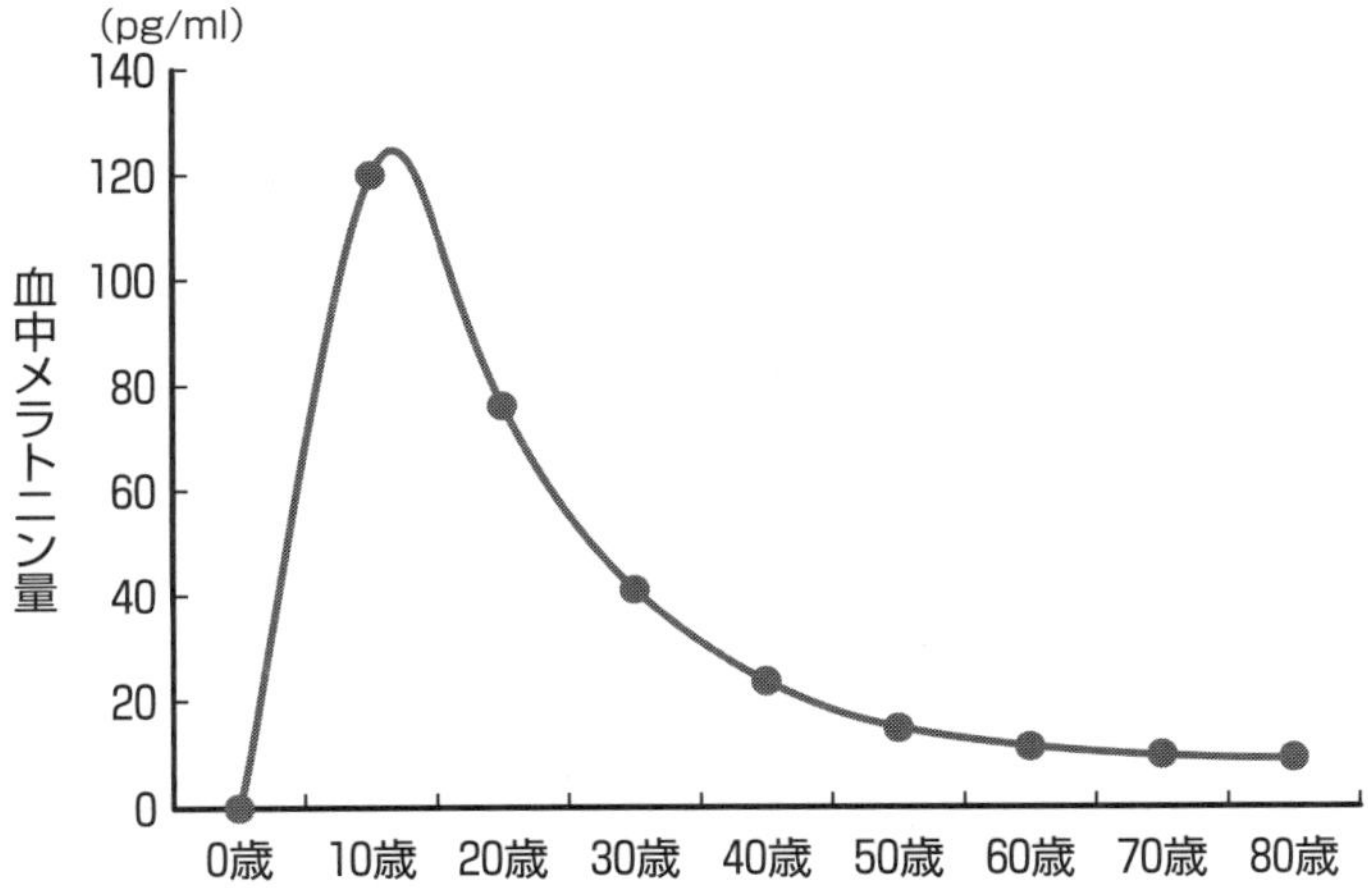

大人の場合は保険が効く睡眠導入剤を処方するのが一般的ですが、**今までメラトニンを飲んでいなかった大人に処方すると、「若い頃のように夢を見るようになった」という人がたくさん出てきます。**

年齢を重ねていくとノンレム睡眠（熟睡）の時間はあまり変わらないのですが、眠りの浅いレム睡眠の時間が減っていきます。

夢を見るのは、主にレム睡眠のサイクルといわれます。メラトニンを処方されたことでレム睡眠の時間が増え、若い頃の睡眠の状態に戻るので夢を見るようになったのです。

3 あなたの今の肌の状態は4週間前の睡眠状態を表わしている

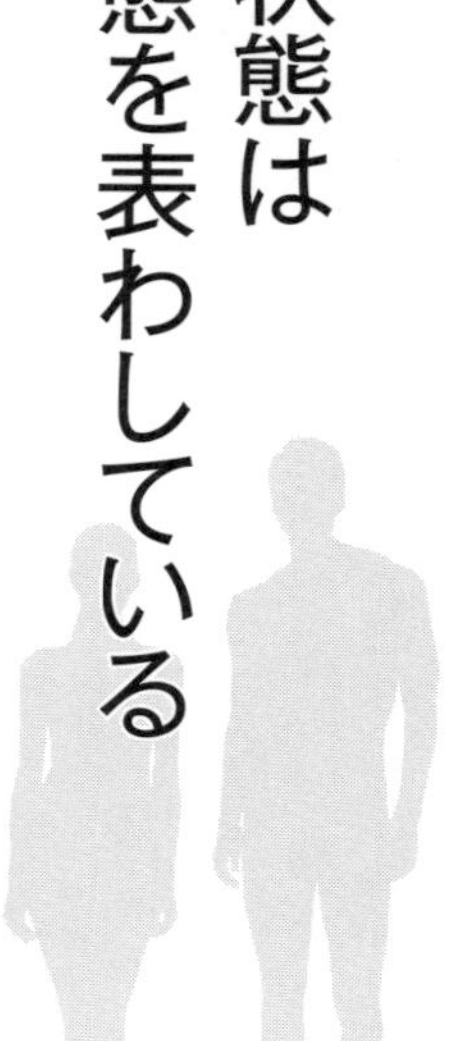

●よく眠ればエステも高価な化粧水も不要？

人の成長に欠かすことのできない**成長ホルモン**は、次ページの図に示したように、脳下垂体という器官から分泌され、肝臓を刺激してＩＧＦ－Ｉという別のホルモン（セカンドメッセンジャー・ホルモン）の分泌を促します。

成長ホルモンとＩＧＦ－Ｉは幼児期からしだいに分泌量が増え、成長期にピークに達し、細胞分裂やタンパク質の合成を活発化させます。つまり、背を伸ばし、筋肉をつくり、骨の成長を助けるのです。その後、年齢とともにＩＧＦ－Ｉの分泌は減少します。

睡眠は成長ホルモンの分泌に関係しており、とくにノンレム睡眠の2サイクル目が重要です。2サイクル目は眠りが一番深くなり、このときに成長ホルモンの分泌がピークになるとされてい

◉骨から生殖器まで幅広く影響する成長ホルモンとIGF-I

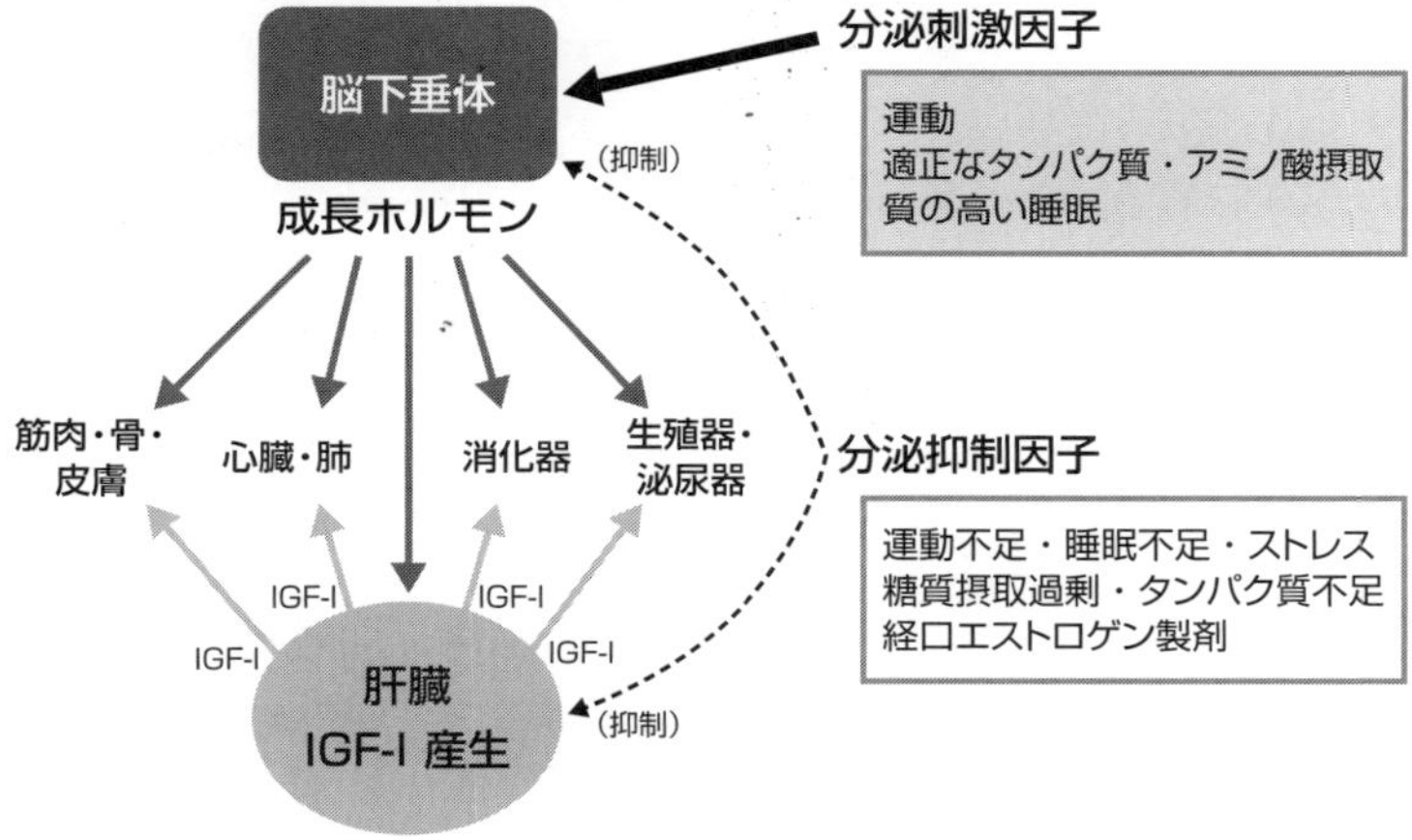

出典:『抗加齢医学入門(第3版)』米井嘉一(著)、慶應義塾大学出版会(2019)より引用、改変

ます。また、皮膚の細胞分裂も最も活発化するので、全身の肌に影響するのです。

睡眠障害やひどい過労で睡眠不足の状態が続くと、だいたい4~6週間後に悪影響が出ます。というのは、肌の細胞の分裂増殖が表面までくるのに4~6週間かかるからです。それから垢になって皮膚から脱落する期間が、その後の2週間です。

現在の肌の状態は4~6週間前の睡眠状態を表わしていることになります。

●朝ではなく「夜寝ること」が重要

成長ホルモンが最も大量に出るのは睡眠時です。「寝る子は育つ」というのはそのとおりで、規則正しく眠らないと成長ホルモンは出ません。

ただし、**眠った時間の長さだけでなく、眠る時刻も重要です。**

たとえば夜の一晩中、寝ずにずっと起きていて、朝7時から15時くらいまで眠ると、どうなるでしょうか。

たしかに、睡眠時間は8時間ありますが、成長ホルモンの分泌量は、夜23時から朝7時まで寝た場合に比べると、同じ8時間であっても半分以下になってしまいます。

つまり夜の時間に規則正しく眠っているかどうかが、成長ホルモンの分泌にとって大きな問題なのです。

4 体内時計を守るには、部屋は真っ暗にし寝る前に激しい運動をしないこと

●メラトニンは夜行性

人の体には25時間周期の体内時計があって、体内時計をリセットするのがメラトニン、体内時計に従って分泌されるのがコルチゾル（ストレスホルモン）です。

メラトニンは明るさや暗さによって制御されています。

昼間は明るいため、メラトニンは分泌されません。それが**夕方になって暗くなってくると、少しずつメラトニンが分泌されるようになり、夜になって眠ると最も多く分泌されます。**

つまり、メラトニンは「暗さ」に影響されて分泌されるため、部屋を明るくしたままで寝てしまうと、分泌されずに止まってしまいます。

これは、まぶたから光を網膜で感じ、メラトニンの分泌が止まるのです。

◉コルチゾル分泌と睡眠

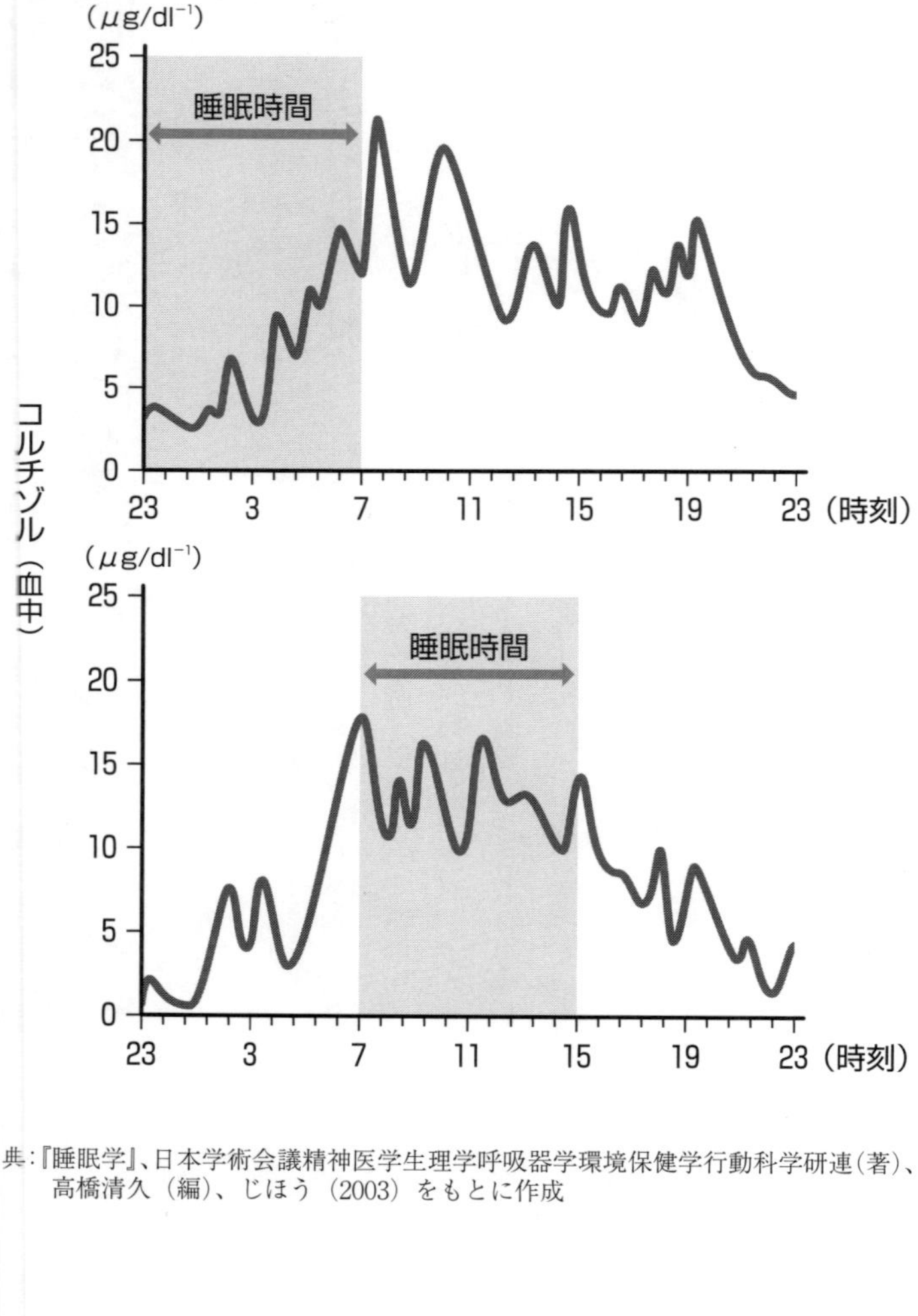

出典：『睡眠学』、日本学術会議精神医学生理学呼吸器学環境保健学行動科学研連（著）、高橋清久（編）、じほう（2003）をもとに作成

それでも大人の場合はアイマスクを着用すれば、まぶたを暗くすることができます。しかし、子ども、とくに赤ちゃんは頭蓋骨が薄いので、光が頭蓋骨を通してメラトニンの分泌を止めてしまいます。

お子さんが誕生したばかりのご家庭ではとくに、赤ちゃんの睡眠の質を守るためにも夜は部屋を暗くしてあげないといけません。

コルチゾルは副腎皮質から分泌されるホルモンで、朝から分泌量が徐々に上がってきて、夕方になると少しずつ下がってくるというパターンを繰り返しています。これは体内時計によってリズムが決められているからです。

コルチゾルの分泌が高い状態で眠ると成長ホルモンの分泌は抑制されます。

また、ストレスがかかるとコルチゾルが分泌されますから、**夜間、寝る前に激しい運動をしたり気持ちが高揚するなどしてコルチゾルの分泌が上がってしまうと、睡眠は浅くなり、結果として成長ホルモンが分泌されにくくなります。**

眠る前の運動は、せいぜい軽いストレッチ程度にとどめましょう。

5 狂った体内時計を調整して睡眠に影響するホルモン分泌を促す方法

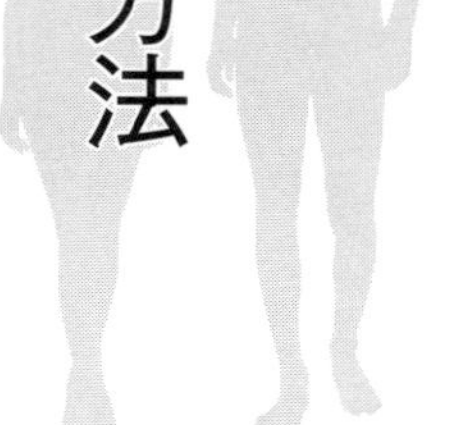

●睡眠に関わるホルモンを調整する

睡眠に深い関係があるホルモンは、前項で述べたように「成長ホルモン、メラトニン、コルチゾル」の3種類です。そして、制御方法も3種類あります。まとめると次のような3つの制御パターンがあります。

①成長ホルモンは睡眠によって分泌される
②コルチゾルは分泌のリズムが決まっている
③メラトニンは暗くなると分泌される

この3つのパターンで共通しているのは「体内時計が狂った状態で眠るのはよくない」という

ことです。**体内時計にしたがって眠る――、それが3つのホルモン（成長ホルモン、メラトニン、コルチゾル）の分泌を正常に保つことにつながります。**

「朝の光」でメラトニンを止める

では、体内時計はどうやって調整したらよいのでしょうか。

睡眠中のメラトニンの分泌を促すためには、まず朝、太陽の光を浴びることによって、メラトニンの分泌を切ることとです。

1回ピタッとメラトニンの分泌を止めることで、体内時計が「朝」にリセットされ、それで14時間後ぐらいに眠って、またメラトニンが分泌される、という体内時計のリズムが生まれるのです。

ちなみに、私は眠るときにアイマスクを使っています。朝起きたときにアイマスクをパッと取ると、朝の光がとてもまぶしく感じます。それによって寝ている間に分泌していたメラトニンをパッと止め、「朝」のモードに変えるのです。

朝、光を浴びることを老人ホーム全員でやっているところもあります。その老人ホームでは大手の家電メーカーと組んで、数十万ルクスという明るい部屋を特別につくり、朝、7時から7時半くらいに全員を集め、30分ほど光を浴びてもらっています。

その明るい環境で食事を摂ることによって、また眠っているうちにメラトニンが出るようになります。

メラトニンの分泌が、昼間低くて夜高いことを「メラトニン振幅」といいます。この振幅が、若い人は大きいのですが、歳をとってくると徐々にへたって小さくなっていきます。

たとえば、コグニ（認知症）の方がたくさんいらっしゃる老人ホームでは、夜間徘徊や昼夜逆転などが起きやすい状態です。

昼間ずっと寝ていて、夜中になって歩き出す高齢者のメラトニンの分泌を見てみると、メラトニン振幅がほとんどなく平坦で、メリハリがありません。昼と夜の区別がなくなっているのです。

「明るいとき」と「眠っているとき」のメラトニン振幅の差が、ある程度確保されていることが重要です。メリハリなく平坦になっていてはいけません。

●布団の中でスマホを見るのは最悪の行為

目の網膜が光りを検知すると、朝や昼と勘違いしてメラトニンの分泌が抑制されます。

ですから、眠るときには成長ホルモンのところで述べたように、「光を避けること」が重要です。

◉昼は交感神経を、夜は副交感神経を活発化させる

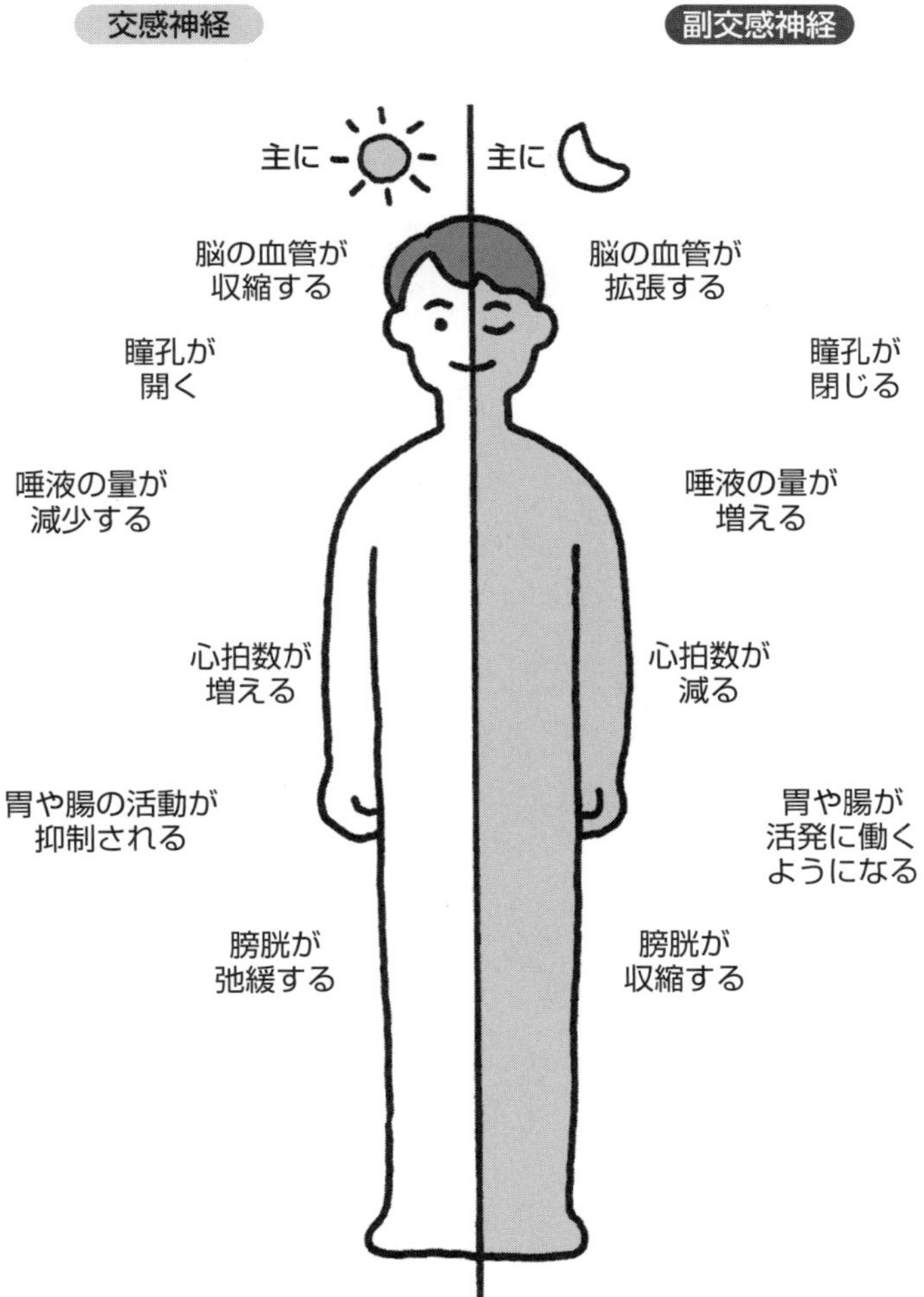

寝るときには部屋を真っ暗にしたほうがいいし、それが無理であればアイマスクを使いましょう。

また、寝る前には**好きな音楽を聴いてリラックスするなど、努めて副交感神経を活発化させるようにしておき、アルファ波を増やしたほうが眠りやすくなります。**

コーヒーを飲むと眠れなくなるのもメラトニンが影響しているとされています。それで私は生活習慣を改め、十数年前から夕方6時以降はコーヒーを飲まないようにしました。

「寝る前に子どもが親に隠れて布団の中でスマホを見る」という光景は、どこのご家庭でも見かけそうですが、これは子どもはもちろん、大人にとっても最悪です。なぜなら自らメラトニンの分泌を止めることになるからです。

スマホは明るくて白っぽい画面です。白色を出すためには青色LEDが使われているため、とくに光のエネルギーが強いのです。そんなスマホを見つめていると、メラトニンの分泌を止める作用も強くなります。

また、子どもの勉強部屋には白色光が明るくていいと思いますが、**質のよい眠りにもっていくためには白色光を赤色光に変えられるような「調光できるタイプの照明」にするほうがよいでしょう。**

Column 10

「ふて寝」でアンチエイジング

私のアンチエイジング法の１つは、「やる気」いっぱいの気持ちを持ち続けることです。

しかし、そんな「やる気」をそぐ抵抗勢力があります。それが精神的なストレスです。ストレスが過剰になると、やる気がそがれます。

私にもいろいろなストレスがあります。肉体的なストレスだけでなく、精神的なストレスも……。

そんなときのストレス解消法はなんだと思いますか？　なんといっても、第一に「休息」です。忙しくて疲れたときにやるのは運動でもなく、コーヒーを飲むのでもなく、いい音楽を聴くことでもありません。ただただ、休息。とくに睡眠。嫌なことがあったら「ふて寝」します。私のストレス解消法は「ふて寝」なのです。

忙しいとどうしても仕事で夜ふかしをしがちですが、もう疲れたら何も考えず、寝る。今日はもう頑張ったんだから、あとのことは明日やろう。明日は明日の風が吹く……。

こうして「ふて寝」をして元気を取り戻します。「ここで眠ったら、逆にいいアイデアが浮かぶかもしれない」とポジティブに考えて。

私にとって「ふて寝」は最強のアンチエイジングなのです。皆さんも「ふて寝」を有効に活用しましょう。

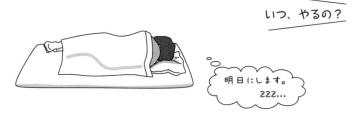

6 良質な睡眠は糖化ストレスも軽減させる

睡眠時間が少ないと、糖化ストレスが強くなる

糖化ストレスについては第3章でも述べましたが、糖化ストレスは喫煙、飲酒、そして、ここが大事ですが「睡眠」という生活習慣の低下によって強まります（次ページ図の解説参照）。

睡眠時間の糖化ストレスへの影響は絶大です。20代の頃から強者と弱者が存在するようになります（208ページのグラフ参照）。5サイクル睡眠と4サイクル未満では、くっきり分かれてしまいます。

「お酒を飲まない。タバコを吸わない。睡眠時間はたっぷり」の人との違いは明瞭です。

喫煙、飲酒、睡眠不足の人はそれぞれにリスクがあります。すべてで当てはまればリスク3で、

◉AGEs量が増加する危険因子について

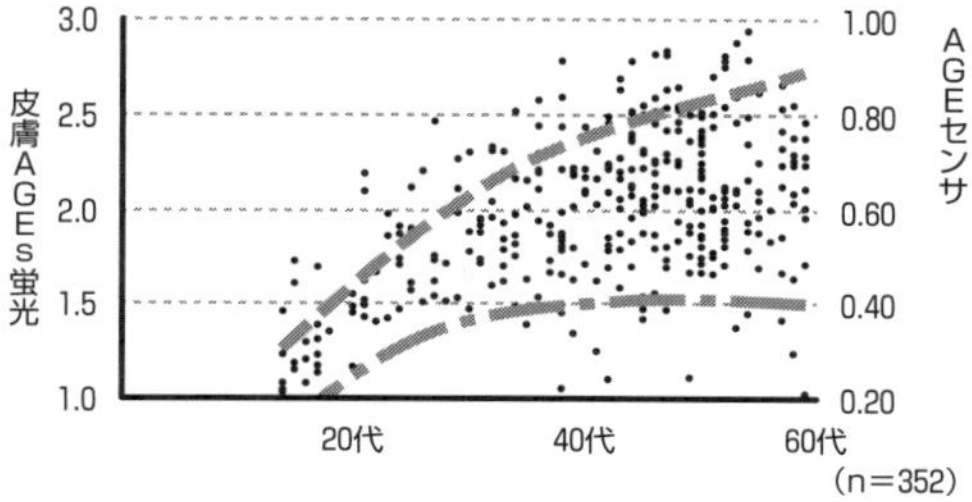

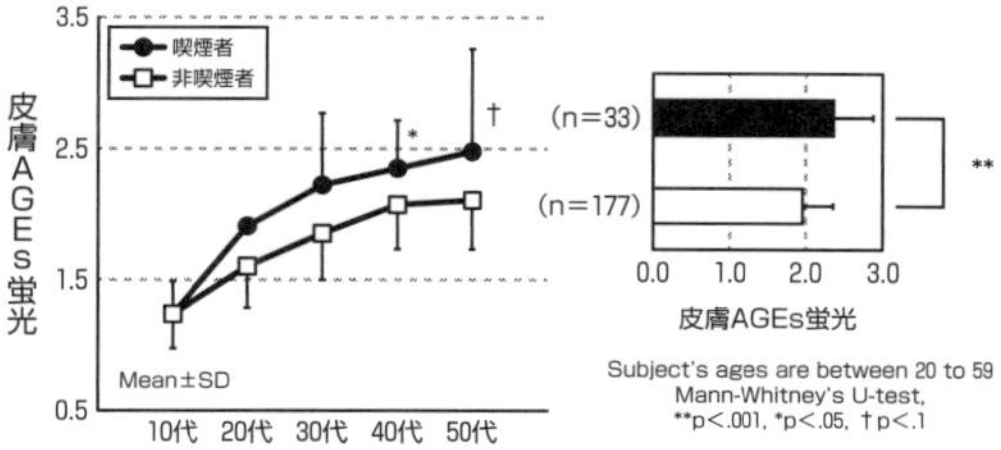

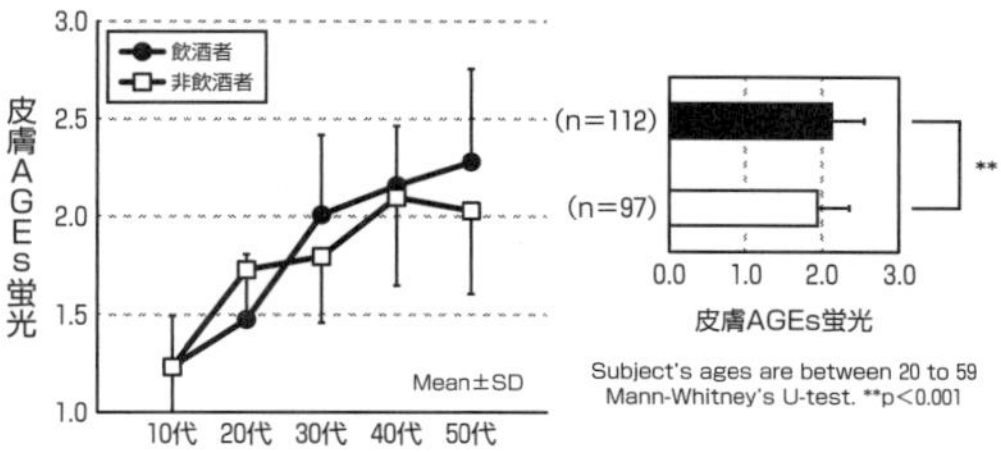

出典：埜本慶太郎ら。Anti-Aging Medicine 2012

グラフ（上）のように糖化ストレスによって皮膚にAGEsという糖化最終生成物が溜まっていき、それが年齢を重ねるにしたがって増えていきます。

AGEsは体内のタンパク質の糖化反応（体がのコゲる）のことでした。つまり、皮膚が黄ばんでいくわけです。

AGEsの増え方には個人差があります。グラフ（中）に例示しましたが、60歳になってもAGEsが1.5と低い人もいれば3.0という人もいます。同じ年代であってもAGEsの量は2倍の差になるのです。その因子の1つがタバコです。タバコを吸い続ける人かどうかで大きく分かれていきます。

もう1つの危険因子はお酒です（グラフ下）。お酒を飲んだときに発生する有害物質アセトアルデヒドが代謝経路を刺激して活発化し、悪影響が出るようになります。お酒を飲むと顔が赤くなる人はアセトアルデヒドが残りやすいので、無理して飲まないほうがよいでしょう。

◉睡眠不足により糖化ストレスが増悪に！

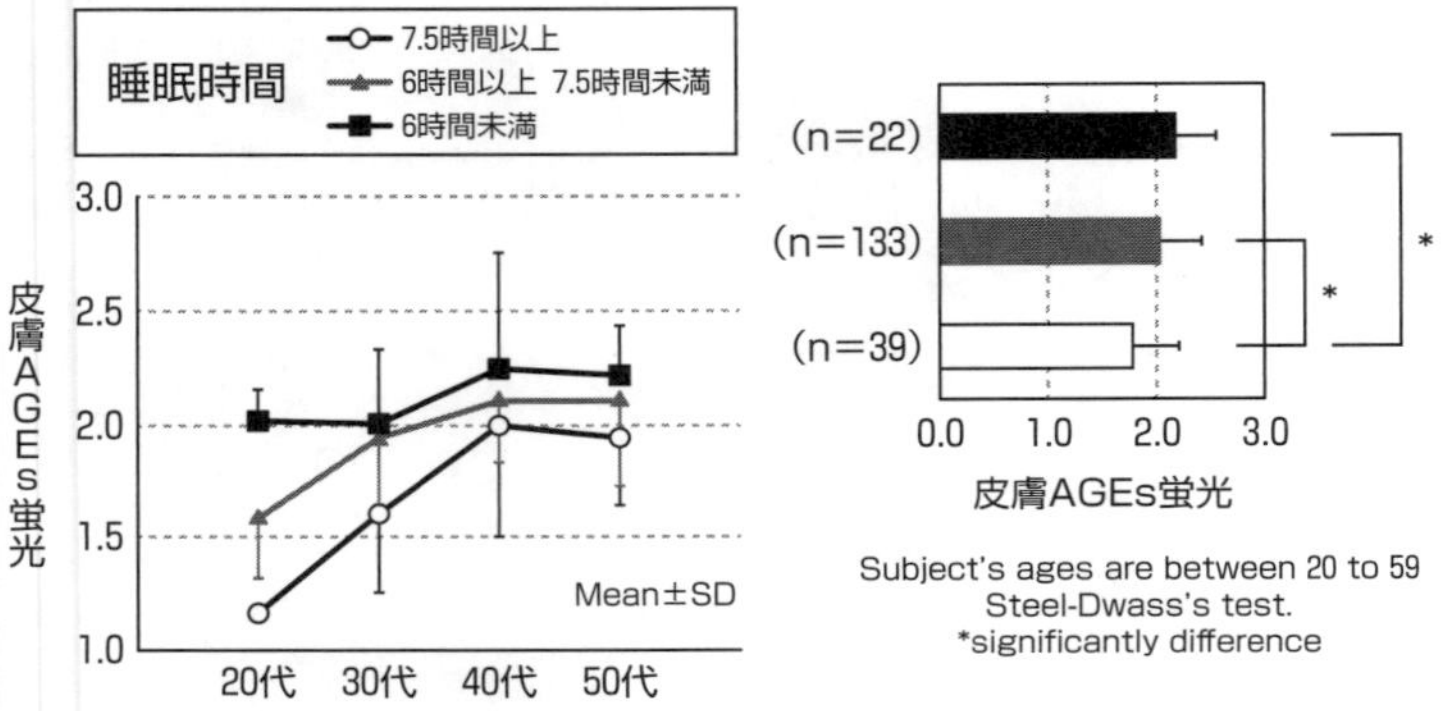

出典：埜本慶太郎ら。Anti-Aging Medicine 2012

50歳を超えると、もはや健常者としては生き残れないことになってしまいます。

●メラトニンが血糖スパイクを防ぐ

もう1つ、睡眠とメラトニンとの関係を見ておきましょう。

次ページのグラフは25歳の男性で実験したケースのデータです。

ふだんは睡眠不足ぎみの人ですが、実験の前日には、11時間の睡眠を取ってもらうことにしました。

こうして夜、十分に眠った翌日、朝食後の血糖値（単位はmg/dL）を測ると、血糖スパイクのピークは140以下でした（グラフ上側）。

睡眠を十分にとればメラトニンが多く分泌され、血糖スパイクも抑制できるということです。

◉睡眠不足で血糖スパイクが誘発される！

25歳男性

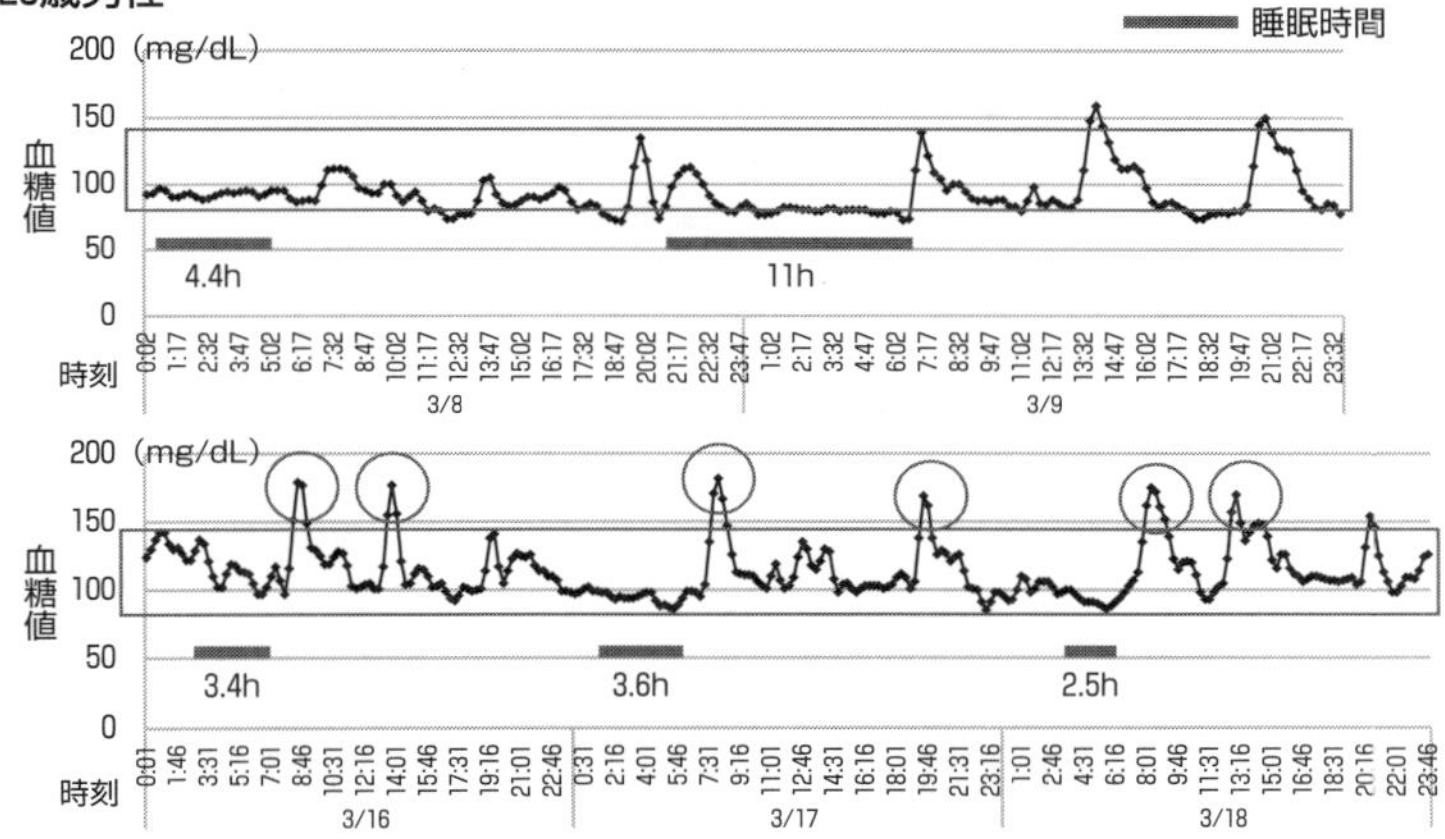

＊フリースタイルリブレ（アボット社）にて測定

逆に、**睡眠時間が３時間を切ると、血糖スパイクのピークは１８０くらいまで跳ね上がってしまいました**（グラフ下側）。睡眠不足の場合、食事を摂ると血糖値が急激に上がり、血糖スパイクを起こしやすいことがわかります。

ちなみに、血糖スパイクの定義はまだ決まっているわけではありません。１４０が境という人もいれば、１６０だという人もいますが、私自身は厳しめの１４０くらいでいいのではないかと考えています。

Column 11

眠ってコグニ（認知症）予防

眠ることでメラトニンを出すことは重要です。

まず、メラトニンは昔から抗酸化作用があるといわれてきました。糖化反応には一部、酸化反応もあるので、それは抗酸化作用で緩和されます。そこでメラトニンの糖化ストレスへの影響を実験的に見ると、糖化ストレスを１～２割減らすことがわかりました。

AGEsへの影響も調べると、AGEsの生成は抑制はしませんでしたが、分解を促進することがわかりました。

それはつまり、睡眠中にメラトニンが分泌されてAGEsを分解してくれることによって、酸化や糖化から脳を守ってくれているということです。ですから、いい睡眠をとって自分自身のメラトニンを出すことが非常に重要です。

また、コグニ（認知症）予防にもメラトニンを出すことは重要です。

93ページで説明したように、コグニではβアミロイドという物質が溜まってきます。

70～80歳になるとβアミロイドが溜まっている人はよくいるものです。ただ、それだけでアルツハイマー病を発症するわけではありませんが、糖尿病でβアミロイドが糖化すると毒性が増します。糖化したβアミロイドは難分解性で溜まりやすく、凝集しやすいのです。

メラトニンは、βアミロイドタンパクの凝集抑制や分解促進に関与しているのではないかと考えられています（メラトニンがβアミロイドの凝集を抑制するという実験報告もあります）。

また、最近、メラトニンの脳内代謝産物AMKが長期記憶保持を強化する働きがあることがわかってきました。

いろいろ専門的なことを述べましたが、「眠ることでメラトニンを出すことはアンチエイジングに直結している」ということを覚えておいてください。メラトニンの役割は強力なのです。

7 うるさいのも静かすぎるのもNG 睡眠の質を高める「音の環境」を押さえよう！

「音」でも睡眠環境を整えることができる

睡眠環境についていえば「音の環境」も大事です。

たとえば、防音室のような完全に音がシャットアウトされた部屋で眠ると、「さぞかし気持ちよく眠れるだろう」と思うかもしれませんが、なかなか眠れません。自分の心臓のドキドキする鼓動音しか聞こえない状況が、むしろ逆効果になるのです。だからといって騒音があるのも、うるさくて眠れません。

眠るための環境としては、小鳥のさえずり、川のせせらぎ、サワサワと木の葉を舞う風の音など、脳のアルファ波を刺激するような適度な音がいいわけです。

不快な音を吸収して心地よい音だけを反射する調音壁材として「オーラルソニック」というも

のがあります。日本文理大学工学部の福島学教授が開発した調音パネルです。

　このパネルは特定の波長は吸収し、特定の波長は反射するので、聞きやすい音になります。これを使うとアルファ波が出てきます。

　左図は、オーラルソニックを販売する東京鋼鐵工業株式会社と日本文理大学の学生に協力してもらい、ひと晩の眠りのサイクルの違いを計測した実験データです。その際、iPhoneの「Sleep Cycle」という目覚ましアプリ（有料）も使いました。このアプリはスマホの3次元加速度センサーを利用し、ベッドの横に置いておくと振動が伝わり、それで何サイクルの睡眠であったか記録ができます。

　データの波形を見ると、オーラルソニックを使っているほうが寝つきがよくなることがわかりまし

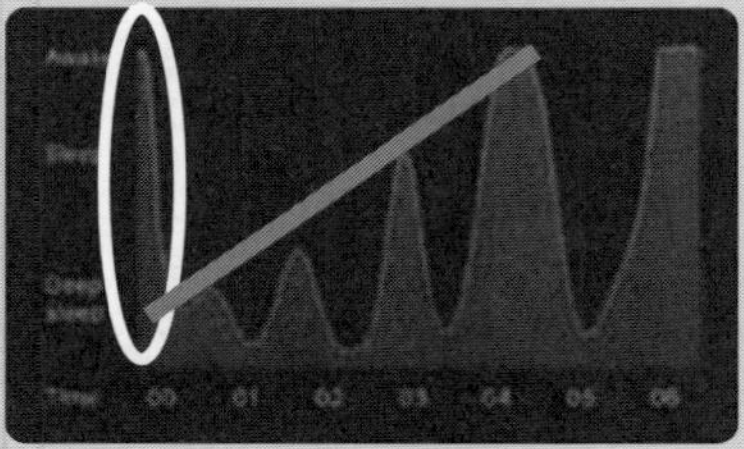

上図は、iPhoneアプリ「Sleep Cycle」が示す理想の眠りのグラフです。
入眠が早く、睡眠の深さが目覚めに向けて徐々に右肩上がりとなっています。

左は同一人にて１日置きにAural Sonicの有り無しの影響を比較しています。歩数はその日に歩いた歩数

データ提供：日本文理大学工学部・福島学教授

◉調音壁材による睡眠の質の改善

【AuralSonic有】

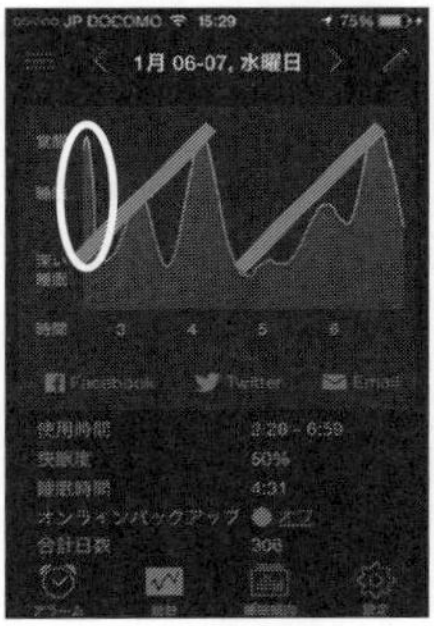

2848歩

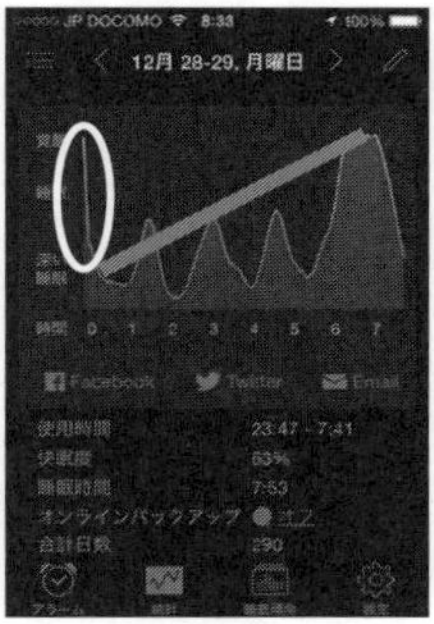

4625歩

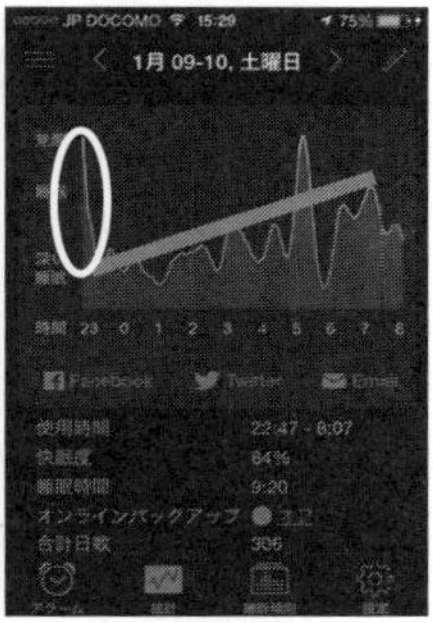

9408歩

【AuralSonic無】

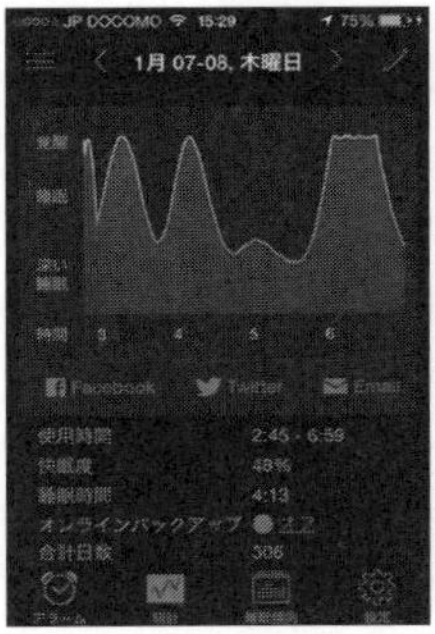

2784歩

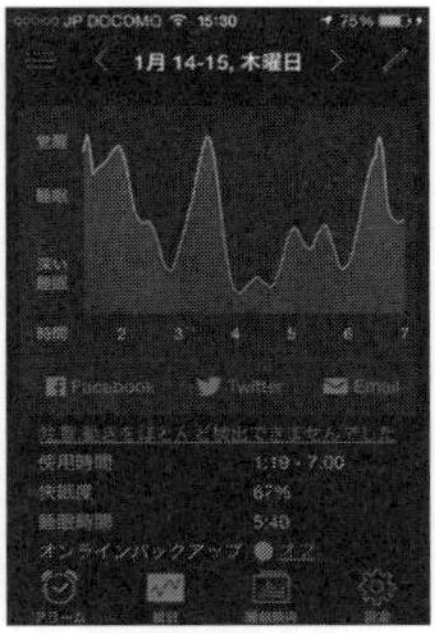

3975歩

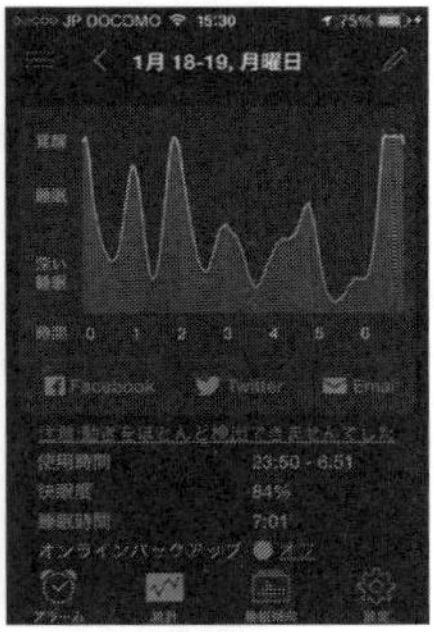

5821歩

た。はじめは眠りが深いため体は動きませんが、夢を見るようになると動き出します。そのカーブが、じつにいい感じの流れなのです。しかし、使っていない部屋ではきれいなカーブを描きませんでした。

　そのほか、メラトニンやアルファ波の増加の効果も確認できています。

Column 12

睡眠負債が溜まっている人は昼寝をしよう

健康を維持するには「最善策」だけでなく「次善策」を意識することが大切です。睡眠も同じで、最善策は「朝スパッと起き、メラトニンの分泌をピタッと止める。昼寝はしない」こと。それが睡眠の基本であり王道です。

しかし、現実は、そのとおりにはいかないもの。毎日の帰宅が遅く、睡眠不足が溜まってくると、その積み重ねが心身に悪影響を及ぼす恐れがあります。それが最近、話題になっている、睡眠不足が借金のように溜まっていく「睡眠負債」です。

睡眠負債の解消はむずかしく、睡眠の基本・王道をすすめてみても、それで解決できるものではありません。

そこで、睡眠負債が溜まっている人の場合は、食後に昼寝をして、少しでも疲れを取ることをおすすめします。

仮に徹夜が続いている場合、過労やストレスからくも膜下出血などになる危険性があります。そういう極限状態から脱するには、昼寝でもチョイ寝でもいいですから、少しでも体を休めてあげることが第一です。

繰り返し申し上げますが、最善策ができなければ、それにこだわらず、２番目にできること。それもできなければ３番目にできることを試みてください。自分の生活の中で「できること」を試みることです。その一方で、睡眠負債をなくしていくことを決して諦めない！　それがアンチエイジングをめざすうえで最も大事なことなのです。

第 **8** 章

老化の危険因子に打ち勝つ
エクササイズ

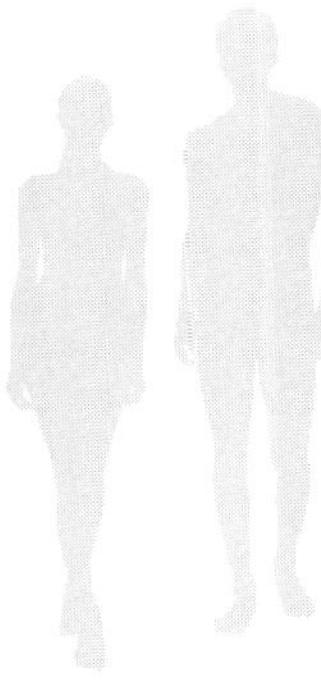

1 短時間ちょっと体を動かすだけでもアンチエイジング効果はある

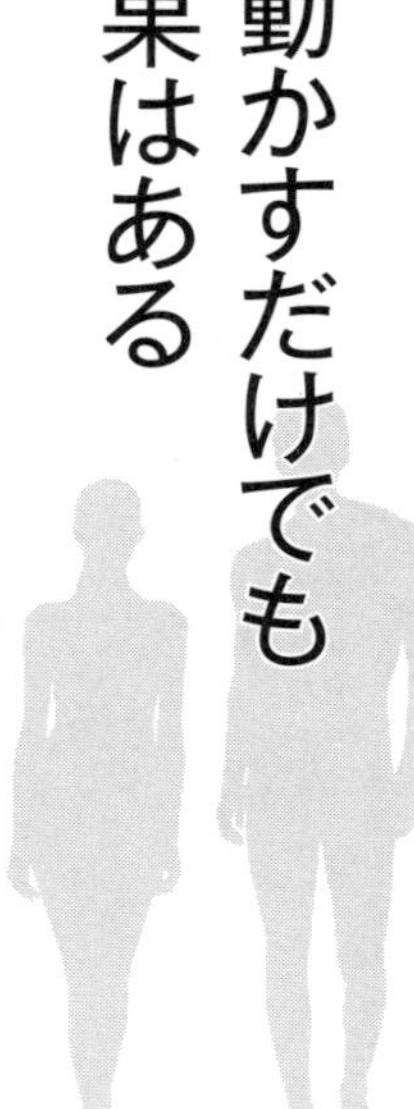

●一定年齢に達すると筋肉量は3か月ごとに1%ずつ減る

成長ホルモンの分泌を促すという意味では、アンチエイジングに効果的なエクササイズは3つあります。「筋トレ」「有酸素運動」「ストレッチング」です。

「マッチョになるための筋トレは不要」と述べた私が「筋トレは必要」というと矛盾を感じたかもしれませんね。ただ、体は使わない部分から衰えます。使わない筋肉があると「ここは不要なんだな」と勝手に認識され、ほかの組織器官以上に衰えやすくなります。

以前は、「30歳を過ぎると年1%ずつ筋肉量が衰える」とされていたのですが、最近の研究によれば、「65歳を過ぎると3～4か月ごとに筋肉量が1%下がる」ことがわかってきました。60歳を過ぎると筋肉の減り方がとくに著しいのです。

食事で摂った糖やグルコースの7割は骨格筋で消費されます。ところが、加齢に伴って骨格筋が減ってくると当然、糖やグルコースが余ります。余った分は脂肪に向かうので、太りやすくなり、肥満になりやすくなります。

また、**筋肉量が減ると糖化ストレスが強くなるのも問題です。**本来、糖やグルコースのエネルギーの大半は筋肉にいくはずなのに、高齢で筋肉量が減ることで、余ったグルコースが有害物質のアルデヒドに変わり、糖化ストレスが強くなります。

●運動嫌いな人にもすすめたい米井式「椅子に座って」スクワット

ですから、いかにして筋肉量を減らさないようにするか、その意味で「筋トレ」は非常に重要な対処法です。筋肉があったほうが太りにくい体になりますし、血糖管理もラクになります。生活の質（ＱＯＬ：Quality of Life）が上がります。

筋肉のなかでも、加齢によって腹筋・背筋が衰えてくるとともに**大腿四頭筋（太ももの筋肉）が一番衰えます。**男性の場合にはとくに太ももの筋肉が衰えやすくなります。

太ももの筋肉を鍛えるにはスクワットが効果的です。膝から下ろしていくフルスクワットがきつい場合は椅子に座った半分のスクワットでもかまいません。名づけて「座ってスクワット」です。フルスクワットなら1日30回、週4回ほどやるのが効果的です。「座ってスクワット」なら図

◉無理のない「座ってスクワット」

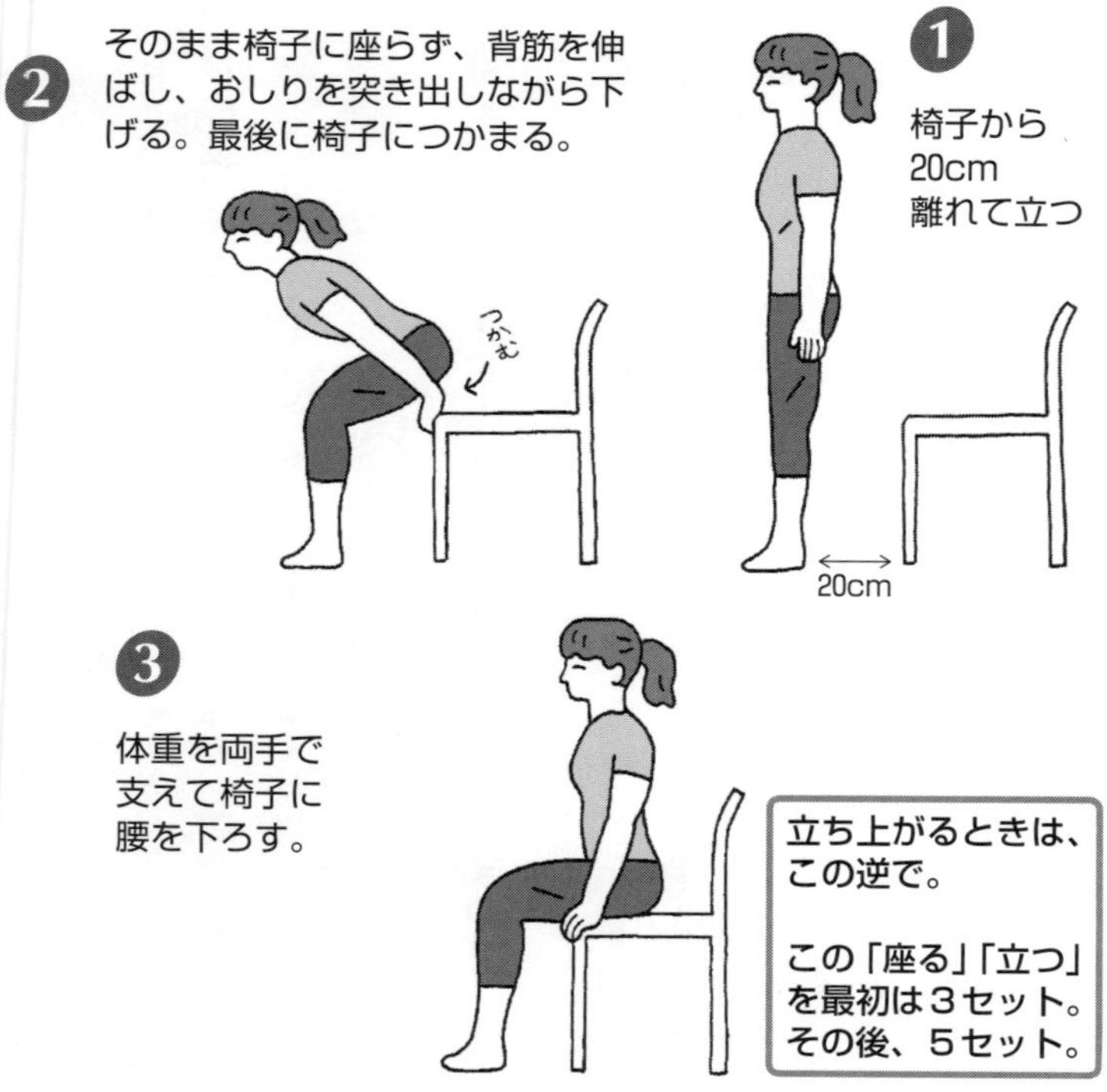
❶
椅子から
20cm
離れて立つ
20cm
❷
そのまま椅子に座らず、背筋を伸ばし、おしりを突き出しながら下げる。最後に椅子につかまる。
つかむ
❸
体重を両手で
支えて椅子に
腰を下ろす。
立ち上がるときは、
この逆で。
この「座る」「立つ」
を最初は３セット。
その後、５セット。

の①〜③の手順で座り、逆の流れで立つまでを1セットとして、3〜5回やってください。

毎日やる必要はありませんし、きつければ回数を少し減らしてください。

スクワットは膝や足首に負担がかかりますから、足首や膝が悪い人の場合は水中ウォーキング、水中スクワットといった方法もあります。体調・体力に合わせてやりましょう。

2 鍛えたほうがいい筋肉は男女で違う

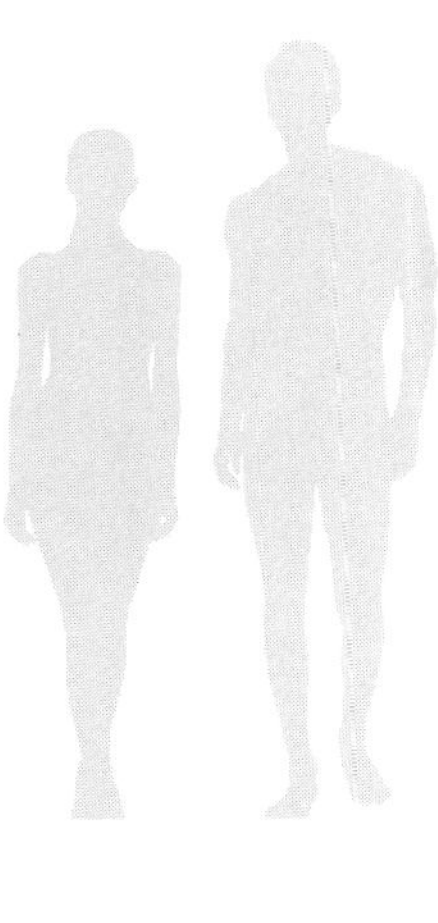

●男は「腹筋・背筋」に〝サバイバル効果〟あり

「使わないと筋肉は衰える」といいましたが、男性と女性では筋肉の衰え方が違います。筋肉量を部位ごとに測ると、**男性の場合、最も顕著に衰えるのは膝と股の間の大腿四頭筋（太ももの筋肉）**です。上腕とか前腕はそれほど変わりません。

体幹も大きく衰えます。体幹とは腹筋と背筋です。加齢によって筋肉量は落ちますが、データを見ると90代の後半から１００歳になるとちょっと上がっています。

つまり、**長寿の人は腹筋と背筋が衰えていない**ということです。

ちなみに腹筋と背筋が衰えてしまうと男女ともに寝たきりのリスクが増しますが、寝たきりのストレスに対しては女性より男性のほうが弱いことが知られています。

女性は寝たきりになっても楽しく誰かとおしゃべりができて、寝たきりのストレスをうまく発散できるためか、そこから7～10年ほど頑張れたりします。一方、男性が寝たきりになると、生きる意欲や食欲がなくなり、どんどん体力が落ち、やがて命を落としてしまうのです。つまり、**腹筋と背筋を鍛えること＝男性のサバイバル効果を大きくするポイントといえます。**

●女性はハイヒールを履いて「ふくらはぎ」を鍛えよう

女性も男性と同様に大腿四頭筋や腹筋・背筋の筋肉が衰えるのですが、仮に腹筋・背筋を鍛えても、男性ほどのサバイバル効果は見られません。

女性の場合、どこの筋肉にサバイバル効果があるのかというと下腿三頭筋（ふくらはぎ）です。**女性が健康長寿でいるためには「ふくらはぎ」を鍛えることです。**

女性がふくらはぎを鍛えることで若さを保てることは、アメリカやヨーロッパのさまざまな研究でも証明されています。女性には「ハイヒールを履きましょう」と提案したいところ。ふくらはぎの筋肉を使うことにもつながるからです（ただし、無理に長時間履き続けると膝や足首の負担になったり、腰痛の原因になるので注意が必要ですが……）。

「疲れるから」という理由で履かない方も多いと思いますが、**60歳になっても70歳になっても**

◉筋肉量の年齢推移と男女別・筋トレポイント

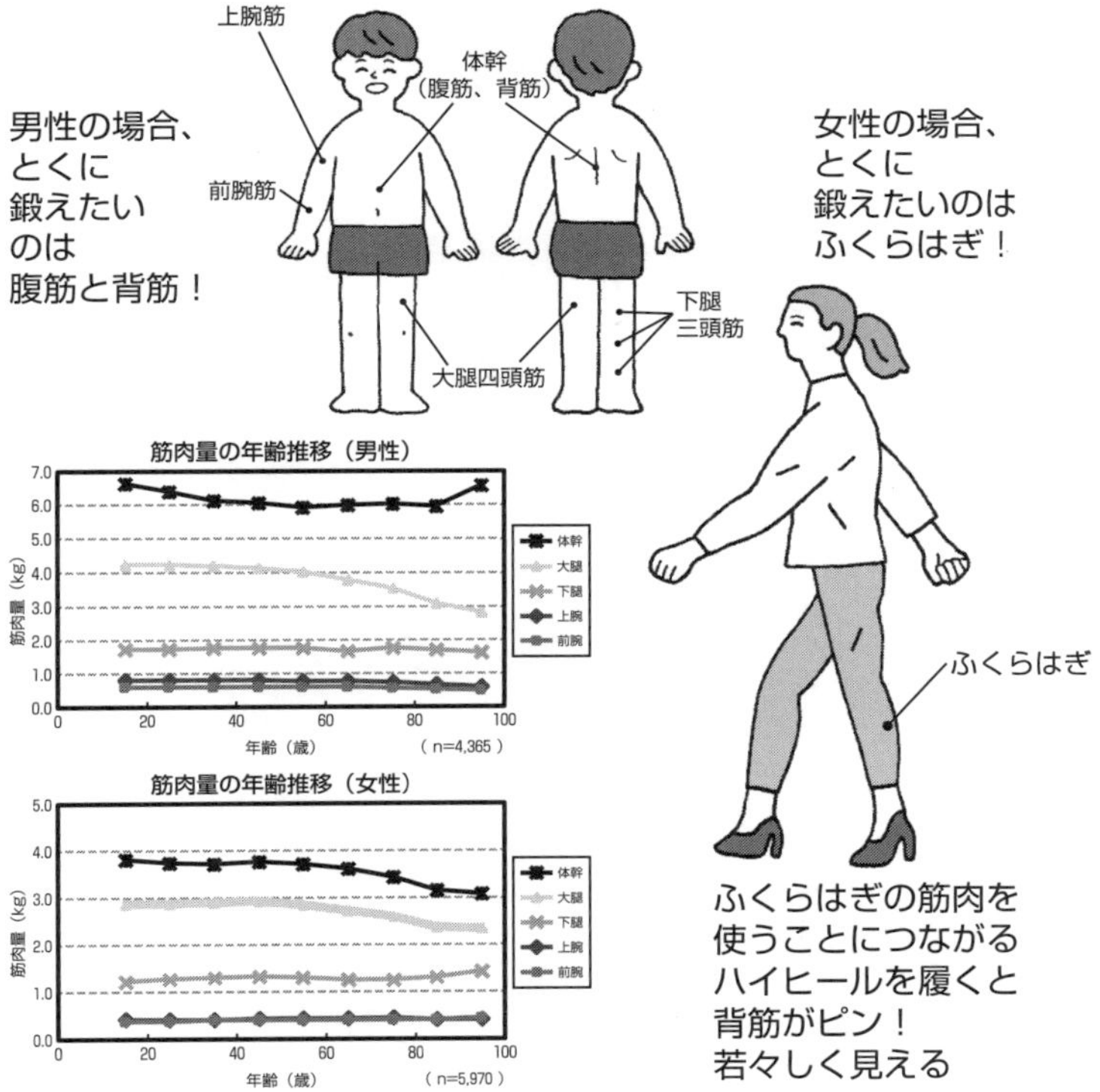

ハイヒールを履いていると女性は背筋がピンと伸びていて若く見えますし、実際に元気な人が少なくありません。

靴といえば、かつてアシックスというメーカーから、「健康にいい女性用の靴が開発できないか」と相談を受けたことがあり、思いついたのが「砂浜ウォーキング」の再現です。

砂浜を歩くと足が砂に沈み込むので、気持ちよく感じる反面、歩くと疲れます。このイメージをもとに、「足を包み込むようにして固定しながら、踏み込むとクッションに足が沈み込んで気持ちがよく、靴擦れも減るインソール（中敷き）」が誕生しました。

実際に、このインソールを使った靴でスポーツジムのランニングマシーンを30分歩いてもらったところ、筋肉全体の活動量が大きくなることがわかりました。

このインソールを使うと筋肉の活動量が多いので疲れます。しかし、靴擦れによる不快な疲れではなく、運動をした後の「心地よい疲れ」です。これがふくらはぎにいいのです。

ちなみに、この実験では**「女性が30分歩くこと」もポイント**です。じつは実験前、あるスポーツの専門家から、「30分歩くくらいでは成長ホルモンは出ないだろう」と疑問視されました。ただ、私はこれまでの研究から、成長ホルモン生成上において男女で差があることや成長ホルモン分泌のしくみを知っていましたから、この結果は想定内でした。


女性読者の皆さん、心地よく歩ける靴で30分ウォーキングにぜひ挑戦してください。

●腕を鍛えるなら「斜め腕立て伏せ」「斜め懸垂」を

腕立て伏せや懸垂は、男女に関係なく、腕の筋肉の衰えに効果的です。

ただ、これもフルの腕立て伏せや懸垂では、とくに中年以降の人には負担が大きくなりすぎます。そこで、**「斜め腕立て伏せ」「斜め懸垂」をするのが負担も軽くて効果的**です。

◉おすすめは「斜め腕立て伏せ」&「斜め懸垂」

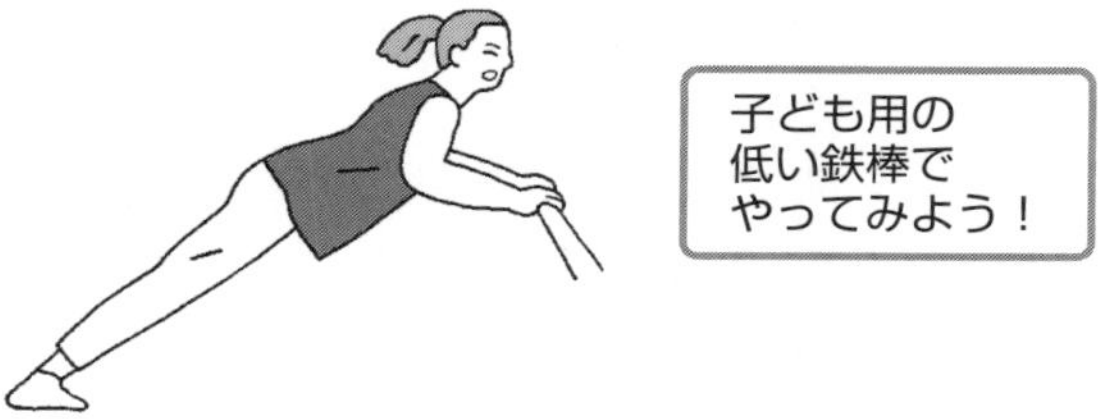
子ども用の
低い鉄棒で
やってみよう！

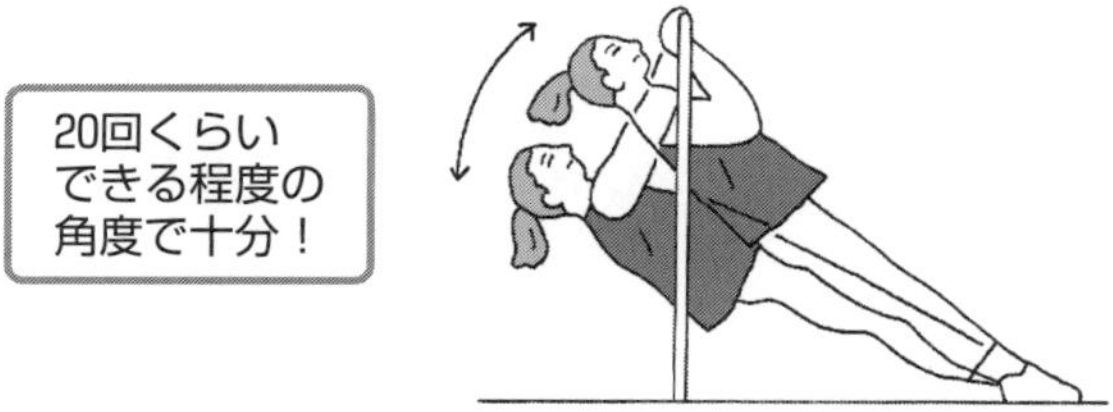
20回くらい
できる程度の
角度で十分！

学生時代は懸垂を10回できた人も、高齢になれば1回もできないのがふつうです。そこで、子ども用の低い鉄棒を使い、体を斜めにして20回ほど懸垂をしてみます。自分のやりやすい角度でやってみてください。

20回くらいできる程度の角度で十分です。

ところで、筋肉を鍛えるには負荷をかければいいと単純に考える人がいます。

よくジムでマッチョな人が重いバーベルを力みながら上げています。これは、筋肉はつくかもしれませんが、動脈硬化が起こりやすく、短命につながる行為です。

とくに高齢者や運動不足の人が筋トレをするのであれば、負荷が軽く感じるかもしれませんが、「斜め懸垂20回くらいがなんとかできる程度」がおすすめです。

3 長時間でなくてもOK。たった15分がメタボを救う！

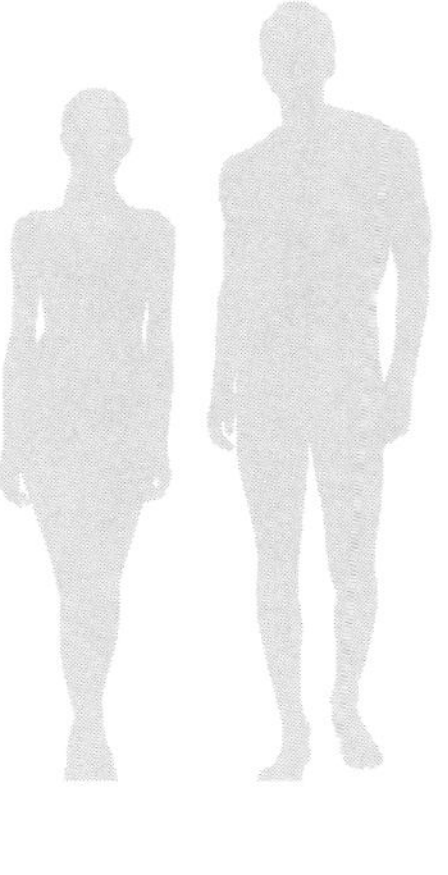

15分ウォーキングで、痩せる！　便秘が治る！

内臓脂肪型の肥満に加えて「高血糖・高血圧・脂質異常症」の3つのうち2つ以上の症状がある状態をさすメタボ（メタボリック・シンドローム＝代謝症候群）の防止には、散歩、ジョギング、自転車、水泳など、軽い運動を継続して行なうと効果があることが知られています。いわゆる「有酸素運動」です。

運動をする習慣がない人が、有酸素運動をいきなり長時間やり始めても長続きしません。いつもより15分ほど多めに歩くくらいの無理のないレベルで十分です。コレステロールと血圧が下がるなどの〝メタボ要素〟が減る方向にいきます。

ウォーキングを始めて1か月もすれば効果が表われてきます。たとえばメタボ体型の人であれ

ば、食べる量は増えているのに体重が1〜2kg減ってきます。食欲のない人でも消化機能がよくなって食欲が出てきますし、便秘ぎみの人のお通じがよくなります。

体重が減る要因は、体の水分の変化が影響しています。たとえば、睡眠中はトイレに行かなくてもいいように、水分は体に分散されています。朝起きると顔がむくんでいるのはこのためです。顔だけでなく、じつは体全体がむくんでいます。

起きると血流が増え、午前中に何度もトイレに行くようになることで体中のむくみが徐々に取れます。夜になると再び乾いてきて、睡眠中は乾いているので体重も減ります。

体脂肪も朝と昼間と寝る前では違うのですが、これは脂肪が減るというよりは水分が反映していて、全体として脂肪とされているところが2〜4%下がっています。

●高血圧なら下がり、低血圧なら上がって適正化

ウォーキングには血圧を適正にする効果もあります。

たとえば、ある人は上の血圧が125〜139、下の血圧が80〜90だったのが、1か月後、上110〜120、下50〜70に改善されました。

一方、低血圧の人は、ウォーキングの習慣で数値が逆に上がっていきます。

血圧が気になる人は、薬に頼るだけでなく、散歩の習慣を取り入れるといいでしょう。

4 コグニ（認知症）予防や若返りにつながるウォーキングのポイント

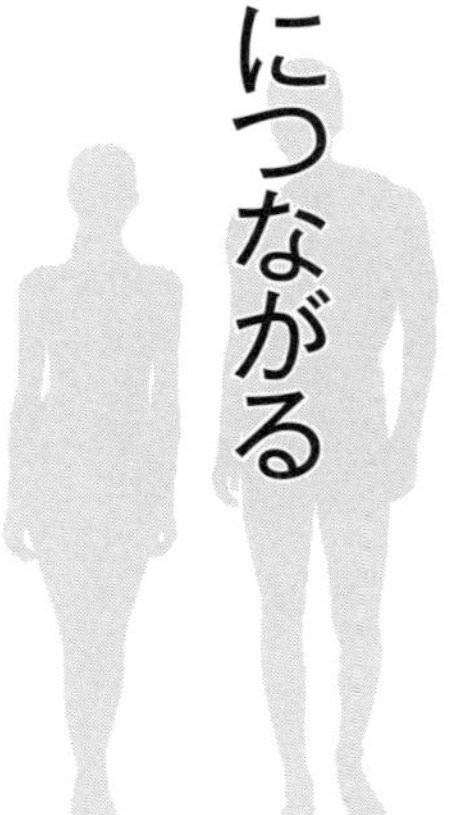

●どうせ歩くなら「効果を拡大させる歩き方」にしよう！

ウォーキングは副作用が少ない運動です。ただし、アンチエイジング効果を最大限に狙うのであれば、ちょっとしたポイントがあります。ぜひ、次のことをこころがけましょう。

・**歩数は徐々に増やす**…最初は４０００歩、半年後は６０００歩など時間をかけましょう。
・**最大１万歩にする**…歩きすぎは禁物。１万歩以内で十分です。
・**無理をしない**…せいぜい15分程度にします。15分であれば弊害は起きません。
・**食事30分後に15分歩く**…食後高血糖や血糖スパイクの防止には、食事の30分後に15分歩くことでゆっくり胃と腸を活発化させる食後スローウォーキングが効果的です。

ここで補足すると、摂取した糖質の約7割は筋肉で、残りの約3割近くは脳で使います。**「食後、悠長に歩いてられないよ」という方は食後に頭脳労働をするのも有効です。**

私は学生の食後の血糖値を定期的に計測しますが、「いつもなら上がるのに今日は上がらない」というケースを見かけます。そういう学生はたいてい食後に一生懸命レポートを書くなどしています。食後に勉強したので血糖値が上がりにくくなっているのです。

高血糖を防ぐためには、食後にしてはいけないのが睡眠です。睡眠負債を抱えている場合を除いて、ウォーキングができない状況であれば昼寝は避け、仕事や勉強をして頭を使いましょう。

●「ウォーキング＋手作業」でコグニ（認知症）を防ぐ

「歩けばほかに何もしなくてよいのか」というと、そうではありません。**「使わない部分は衰える」のは筋肉だけではありません。神経も使わないと衰えます。**

ふだん頭脳労働をあまりしていないのであれば、本を読んだり、日記を始めて字を書くようにしたり、折り紙や編み物を楽しんだりと、手作業をするようにしましょう。**手作業はコグニ（認知症）予防にもつながる**からです。

ウォーキングは全身運動ですから頭も使っていますが、大脳を使う領域で考えると、ウォーキングで使われる脳の部分と同じくらい、手を使うときの領域も大きいのです。

そう考えると、**「ウォーキングで全身を使う運動＋細かい手作業」の組合せが、効率よく体と脳を使うことになります。**

5 「何もしたくない」なら体を伸ばす。これだけでも効果あり！

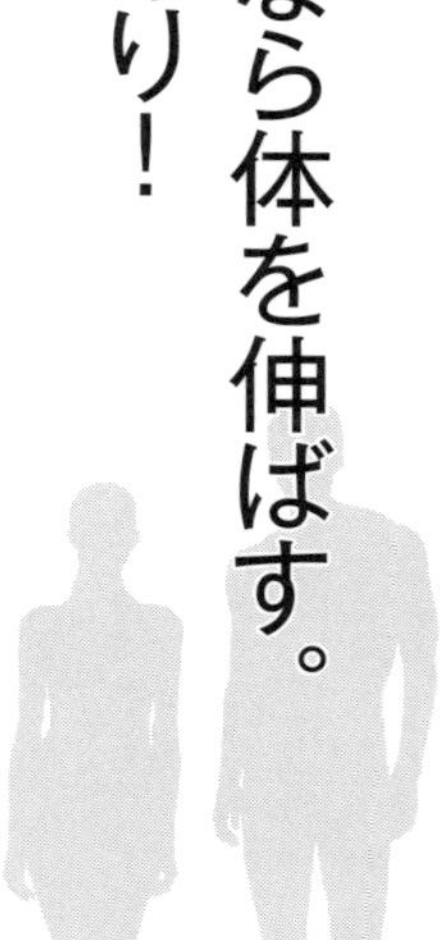

●老化予防とストレス対策になるストレッチ

ストレッチの効用がいわれています。関節を動かせるぎりぎりまで伸ばして痛いところで止める、ということをすることで、「関節の可動域」を確保できるからです。

日常生活では意識しない限り、関節をぎりぎりまでは使うことはありません。使っていないから可動域も徐々に狭まり、最後には体が硬くなって固まります。たとえば、寝たきりになると膝を屈伸することもないため、膝は伸びたままになってしまいます。

使わない部分は衰えます。可動域を広げることは老化を防ぐうえで大切なことなのです。

ただし、思いきり伸ばすと体を痛める原因になりますから、腱、筋をゆっくり伸ばしていき、「ちょっと痛いなぁ」というところで静かに止めて戻します。「無理をするのはやめて今日はここまで。明日はもう少し伸ばせるかな?」で十分です。

ストレッチにはもう1つ効用があります。**体の伸びをすることで簡単なストレス対策になる**のです。たとえば、ヨガや瞑想もストレッチの要素が入っていますし、ストレッチ中は無心になることで日頃のストレスから解放される点も、心身にとってよいことです。

「安静」が老化を進める場合も

もう1つストレッチでアドバイスをするとしたら、毎日やることです。続けましょう。

ペットを飼っている人にはわかると思いますが、**犬も猫も毎日ストレッチをしています。だから飼い主も負けないようにストレッチをやってください。**毎日です。5分でも10分でもいいので、今日から始めてください。

変形性関節症という関節の病気があります。関節の老化や使いすぎで発症し、毎日パソコンを打っている人は指や膝、股関節が変形性関節症になることもあります。

変形性関節症の防止や進行の抑制に**一番いけないのは、意外かもしれませんが安静です。**

本来、痛みは一種の警告ですから、痛くなったら休まなければいけません。ただし、変形性関節症についていえば例外で、動かさないとそのまま固まってしまいます。寝たきりで「体が固まる」のと同じです。

この場合、**負荷をかけない形で少しずつ動かす**のがベターです。膝の関節が痛くてどうしようもない人は、椅子に座ってぶらぶらします。何もしないより、ぶるぶると揺さぶるだけでも違います。怠けているのが一番いけないことです。

神経も一番いけないのは安静です。安静にして何もしないとボケてしまいます。

本を読む、新聞を読む、人と話をする、スーパーへ買い物に行く……。これら1つひとつがコグニ（認知症）予防につながります。

たとえば、独り暮らしの75歳のおじいちゃんがいたとします。今まではしっかりしていたのに、風邪をこじらせて肺炎で入院すると、3日目には老化が進んでしまいます。

入院すると、自分は何もやらなくていい。すべてのことは看護師さんがやってくれる。「ラクだな」と思って油断しているうちに、ボケてしまうのです。

人は何もしないのが一番いけないのです。機能を使わないと体は怠けるように、動かなくなるようにできています。

「では、いつストレッチをやったらいいのか」とよく聞かれるのですが、できるだけ長続きする時間帯、自分の習慣に落とせるような時間帯がベストです。風呂前でも風呂上がりでも、寝る前でも朝でもいい。あなたが無理なくできる時間帯にやってください。

◉これなら毎日できる！　簡単にできるストレッチ

背中から腰へのストレッチ

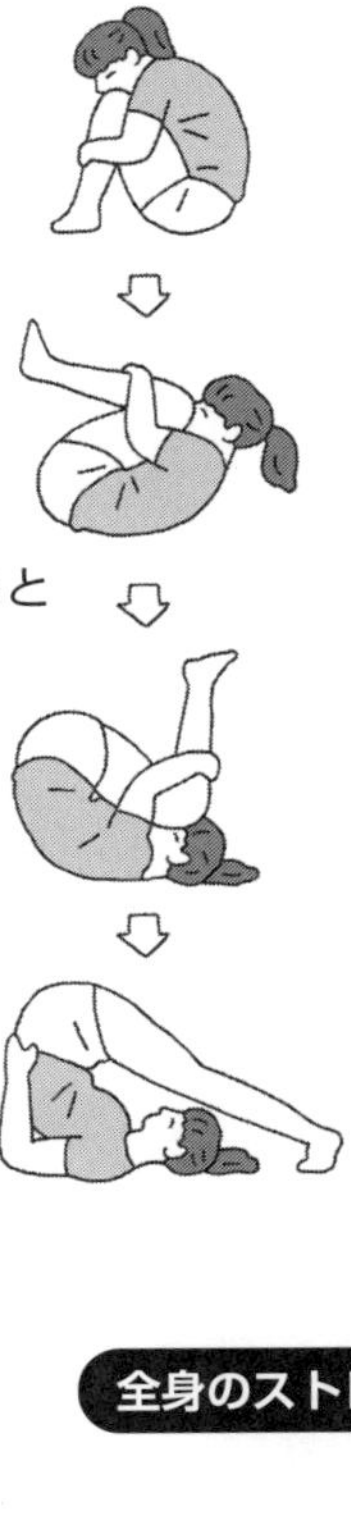

ゆっくりと
回る

腰の側面のストレッチ

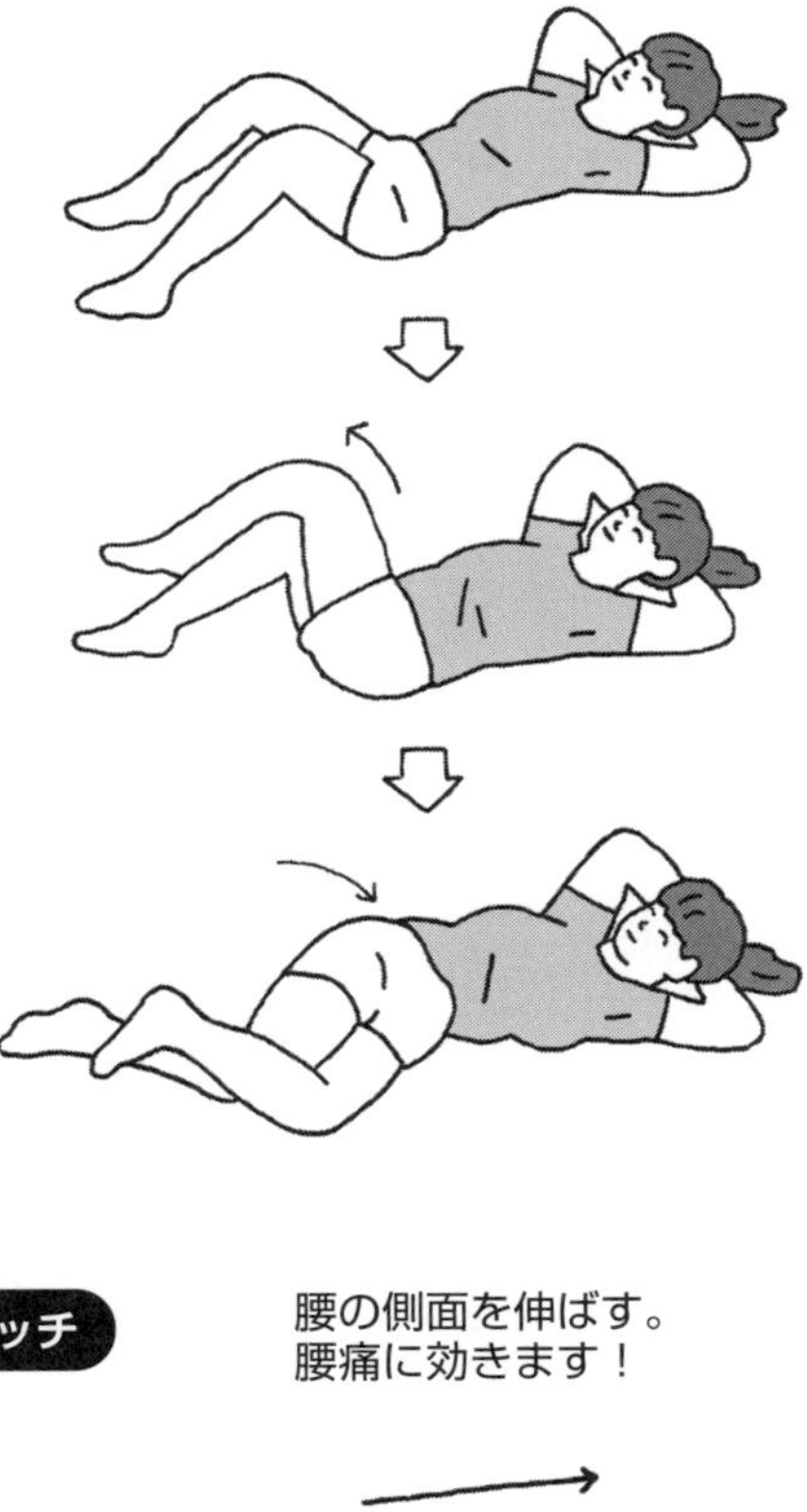

全身のストレッチ

腰の側面を伸ばす。
腰痛に効きます！

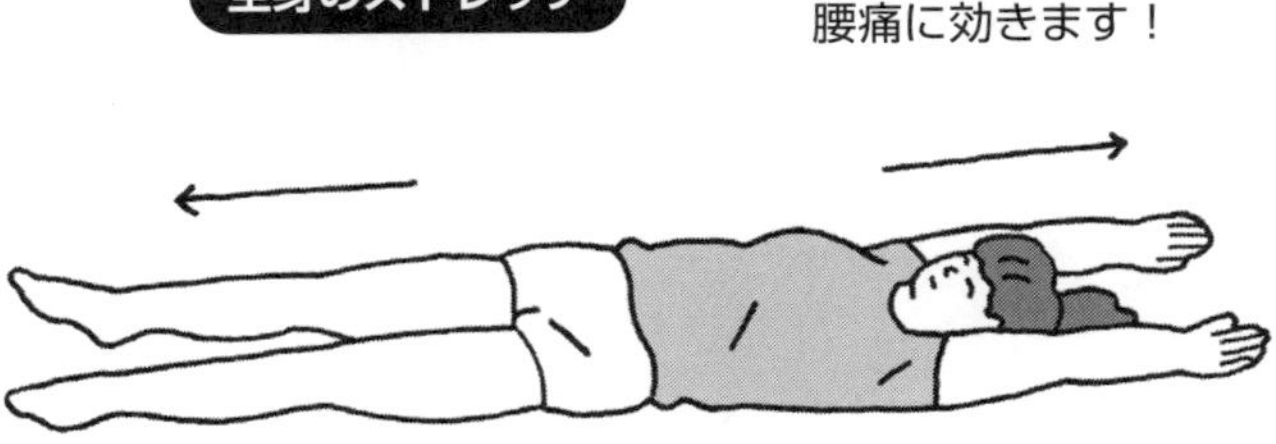

6 睡眠の質を一番低下させる睡眠時無呼吸を予防しよう

●口呼吸にならない習慣を身につけよう

睡眠時に「睡眠時無呼吸」という症状が表われる人がいます。

睡眠の質を一番低下させるのが、この睡眠時無呼吸です。**睡眠時無呼吸の状態では、成長ホルモンが出なくなり、糖代謝も悪くなります。すると、昼間でも眠くなり、さらに血糖値が上がります。**眠っている時間は長くても、睡眠の質がよくないから昼間も眠くなるのです。

睡眠時無呼吸を若いうちから防ぐためには、「唇閉じトレーニング」と「舌出しトレーニング」、そして「横隔膜トレーニング」のどれかをやりましょう。

「唇閉じトレーニング」は、まず上と下の唇を力強く合わせます。しかし歯は1ミリほど離します。歯を食いしばると歯に負担がかかって削れたりするので、歯を食いしばるのはよくありません。これを20～30秒、1日4回行ないます。

◉睡眠時無呼吸症の予防になる「横隔膜トレーニング」

眠っている最中に口呼吸になると、舌が喉に落ちてしまい、気道を狭めてしまう。このため十分に酸素を取り込めず、睡眠時無呼吸になるリスクを負う。このトレーニングで、睡眠時に鼻呼吸になる習慣をつけるのが目的。

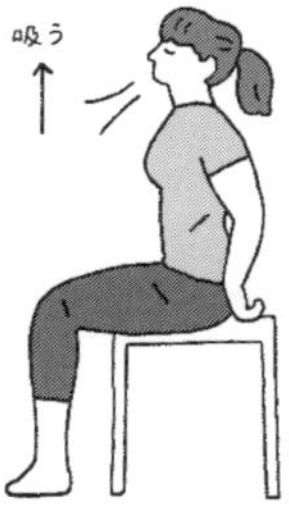

❶ 吸う

椅子に座り、軽く手を後ろで組む。首を反らせ、息を鼻から吸う。反らせるのは、気道を開かせることで、横隔膜が下がり、呼吸が自然にできるようにするため。

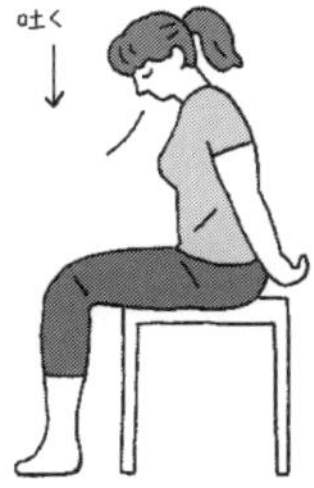

❷ 吐く

次に、首を軽く前に倒す。鼻から息を吐く。

①、②ともに各2秒ずつ行なう。これを1セットとして、5セット。

「舌出しトレーニング」は、舌を正面にできるだけ突出させます。アゴの輪かくがシャープになるまで突き出すのがコツです。そのまま5秒間保持します。この運動を4回繰り返し、1日4回行ないます。「横隔膜トレーニング」は上図を参照してください。

これらの運動は表情筋のトレーニングになります。

睡眠の質を上げる基本は鼻呼吸ですから、口呼吸にならないことを工夫してください。

私は眠るとき、マスクをしたり、市販の口閉じテープ(口にテープを貼って固定し、就寝中に口が開かないようにする商品)を使って口呼吸になるのを防いでいます。

Column 13

お金をかけなくてもアンチエイジングできる

私たちは京都で、50人くらいの高齢者に歩数計をつけてもらって、学生たちが歩数を毎月調べるプロジェクトを10年間続けています（京都市下京区主催「健法塾」）。

年に１回、この高齢者のアンチエイジング・チェックをすると、筋年齢は若い状態を保っています。筋力は徐々に衰えるものの、同世代の平均よりもゆっくり下降しています。また、もう10年もウォーキングを続けているので、歩く習慣が身についています。歩くことによってホルモンの分泌が促されるためだと思いますが、３年間のデータで見ると、ホルモン年齢も下がっています。ウォーキングだけで若返っているのです。

さらに３年間歩いた人の皮膚のAGEsの数値が下がっている点も特筆できます。学生たちに、「ちゃんと歩いてますか？」と声を掛けられ、励まされながら長く続けて歩いていたら糖化ストレスが改善したわけです。

万歩計を敬老の日にプレゼントしても、しばらくはプレゼントしてもらった手前もあって歩くかもしれませんが、そのうちタンス行きです。

道具を配っただけでは続きません。「今月も歩いた？」と誰かが関心を持つことが大事で、そうすると、「いいところを見せよう」とウォーキングを続けられます。学生たちの確認がマイルドなプレッシャーになって、いい感じの効果になっているのではないかと私は思っています。

血流の検査費用はとても高く、アンチエイジング・ドックを50人もやろうとすると数十万円かかります。一方、このプロジェクトは、学生が「歩いていますか？」と声を掛けて歩数を確認するだけ。お金はかかっていません（学生はこのデータをレポート作成に使うので、お互い様なのです）。

これは非常に安上がりなプロジェクトですが、「お金をかけなくても高齢者をすごく元気にしている」という自負が私にはあります。

おわりに――アンチエイジングの目的ってなんだろう？

本書では、「アンチエイジング」をめざして、さまざまな体のしくみ、対策を述べてきました。

では、最後にあなたにお聞きします。アンチエイジングをする目的って、なんでしょうか？

私の答えはズバリこれです。

「幸せな生活を送るため」

たしかに、健康増進や生活の質（ＱＯＬ：quality of life）の向上は健康寿命につながります。

しかし、そのもとになるのは「日々幸せな生活を送る」ことです。

ハッピーな状態では成長ホルモンが活発に出るなど、体にいい影響が表われることがわかっています。

私たちは、受診者の方と向き合うときに問診票をつけています。「運動の習慣のある人はこうなる」といった専門的データを取ると同時に、「幸せ」の影響も確認しています。

問診票には、いろいろな体の症状と心の症状の質問項目があるのですが、「幸せと感じない」―幸せと感じる」という項目もあります。

すると、**幸せと感じている人のほうが成長ホルモンが出やすいことがはっきりわかります。日々、幸せを感じていると、いいことがいっぱいあります。**

●ご機嫌なオランウータンは長生きする

もう1つ、最近、「幸せの科学」として、幸せについてだいぶ研究されはじめてきました。そこで、「Happy People Live Longer」、つまり「幸せな人は長寿だよ」というデータが出てきたのです。

この「Happy People Live Longer」というのは論文のタイトルです。

そこで調べられたのは、なんと、「Happy orangutans live longer lives」、つまり、オランウータンについての幸せと寿命の関係だったのです。

動物園で飼っているオランウータンを、「ご機嫌なオランウータン」と「怒りんぼのオランウータン」「その中間」の3群に分けると、「いつもご機嫌なオランウータン」が長生きであることがわかりました。

それは人間でも同じで、「Happy People Live Longer」というのは動物でも人間でも確かなことです。

「幸せのウィルス」を伝染させよう

さらにもう1つわかってきたことは「幸せは伝播する」ということです。**幸せは伝染するのです。**

お互いに伝染し合って、どんどん広がるような社会をつくる。そのためには、まず自分です。本書を読んでアンチエイジングを実践し、元気に、そして幸せになってください。次に、自分の幸せを周りの人にうつし、その波及効果で幸せな社会づくりをめざしましょう。

あと足りないものは？　それはトキメキです。**いつまでも冒険心、色めきを忘れずに！**

何かを見たら感動する。そんな、みずみずしい感受性があると、成長ホルモンだけでなく、いろいろな成長因子が出てくることもわかってきました。

たとえば、幸せを感じている人は褐色脂肪細胞を増やしやすいことがわかってきました。白色脂肪細胞は脂肪を溜めるだけですが、褐色脂肪細胞はエネルギーをつくって体温を上げてくれます。

褐色脂肪細胞が増えれば、若い人のように基礎代謝が落ちにくくなり、メタボ体型にもなりにくなり、結果としてアンチエイジングに結びつきます。

その意味でも、アンチエイジングの最終目的は、「幸せな生活を送る」ことなのです。

なにはともあれ、あなた自身が「ハッピーになること」をめざしましょう。

2019年3月吉日

同志社大学生命医科学部・アンチエイジングリサーチセンター教授

米井嘉一

米井嘉一（よねい　よしかず）
同志社大学生命医科学部・アンチエイジングリサーチセンター教授。1958年東京生まれ。慶応義塾大学医学部卒業、同大学大学院医学研究科内科学専攻博士課程修了後、米カリフォルニア大学ロサンゼルス校留学。89年に帰国し、日本鋼管病院（川崎市）内科、人間ドック脳ドック室部長などを歴任。2005年、日本初の抗加齢医学の研究講座、同志社大学生命医科学部アンチエイジングリサーチセンター教授に就任。08年から同大学大学院生命医科学研究科教授を兼任。日本抗加齢医学会理事。医師として患者さんに「歳ですから仕方がないですね」という言葉を口にしたくない、という思いから、老化のメカニズムとその診断・治療法の研究を始める。現在は抗加齢医学研究の第一人者として、研究活動に従事しながら、研究成果を世界に発信している。最近の研究テーマは老化の危険因子と糖化ストレス。

最新《さいしん》医学《いがく》が教《おし》える　最強《さいきょう》のアンチエイジング

2019年3月20日　初版発行
2023年8月1日　第2刷発行

著　者　米井嘉一
発行者　杉本淳一

発行所　株式会社日本実業出版社　東京都新宿区市谷本村町3−29 〒162-0845
編集部　☎03-3268-5651
営業部　☎03-3268-5161　振　替　00170-1-25349
https://www.njg.co.jp/

印刷／厚徳社　　製本／若林製本

この本の内容についてのお問合せは、書面かFAX（03-3268-0832）にてお願い致します。
落丁・乱丁本は、送料小社負担にて、お取り替え致します。

ISBN 978-4-534-05675-7　Printed in JAPAN